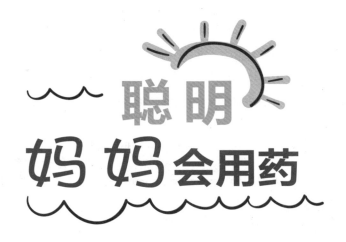

聪明
妈妈会用药

主 编
刘浩芝　王加鑫

副主编
诸葛绪才　张金玲　冯敏超

编 者（以姓氏笔画为序）
王幼鹏　李顺敏　吴兴富　曹士华　隋洺骅

人民卫生出版社

图书在版编目（CIP）数据

聪明妈妈会用药 / 刘浩芝，王加鑫主编. —— 北京：
人民卫生出版社，2018
ISBN 978-7-117-27000-7

Ⅰ.①聪…　Ⅱ.①刘…　②王…　Ⅲ.①孕妇 – 用药法
②产妇 – 用药法　③小儿疾病 – 用药法　Ⅳ.①R452

中国版本图书馆 CIP 数据核字（2018）第 166179 号

人卫智网　**www.ipmph.com**	医学教育、学术、考试、健康，	
	购书智慧智能综合服务平台	
人卫官网　**www.pmph.com**	人卫官方资讯发布平台	

聪明妈妈会用药

主　　编：刘浩芝　王加鑫
出版发行：人民卫生出版社（中继线 010-59780011）
地　　址：北京市朝阳区潘家园南里 19 号
邮　　编：100021
E - mail：pmph @ pmph.com
购书热线：010-59787592　010-59787584　010-65264830
印　　刷：北京画中画印刷有限公司
经　　销：新华书店
开　　本：710×1000　1/16　　印张：12
字　　数：203 千字
版　　次：2018 年 8 月第 1 版　2018 年 8 月第 1 版第 1 次印刷
标准书号：ISBN 978-7-117-27000-7
定　　价：39.00 元

打击盗版举报电话：010-59787491　E-mail：WQ @ pmph.com
（凡属印装质量问题请与本社市场营销中心联系退换）

前言

　　世间最美好的事情，莫过于迎接一个新生命的到来。但是孕育孩子是一个复杂的过程，期间既充满了希望，又会有一些不确定性；养育孩子的过程虽然充满幸福，中间也会出现很多的小插曲。

　　人吃五谷杂粮，没有不生病的。而备孕妈妈、孕妈妈、哺乳期妈妈、婴幼儿都处于人生的特殊阶段，在治疗时属于特殊人群，需要区别对待。怀孕期，孕妈妈的生理发生了变化，药物的代谢也发生了改变，药物还可以通过脐带进入胎儿的体内；哺乳期，药物也会随乳汁进入婴幼儿体内；婴幼儿正处在生长发育的关键时间，各脏器还没有发育成熟，药物选择与剂量都和正常成人有很大差别。

　　很多孕妈妈，在生病时，往往害怕使用药物会影响宝宝的发育，不敢用药；而看到宝宝生病的时候，担心、焦虑、病急乱投医。过早、过多、过量地使用药物，这些都是不可取的。

人们比较重视孕育宝宝，都希望宝宝健康聪明。但是大家对养育过程中，各个阶段的特殊情况需要使用药物的注意事项还不是很明确。本书从孕前期、孕期、哺乳期、婴幼儿期四个方面，用通俗易懂的语言介绍妈妈在各个阶段的用药注意事项，哪些药物可以用，哪些药物不可以用。通过阅读本书，让各位妈妈们知道，原来怀孕时生病，是可以使用药物的，哺乳期使用药物不用必须断母乳的，宝宝生病的时候有的药物是不能随便乱用的。通过本书，让妈妈们轻松度过备孕期、孕期、哺乳期，在宝宝生病的时候，多点自信，少点焦虑。

编者

目录

第一篇

备孕妈妈可用药

孕前不要使用哪些药物

　　每个有计划的准妈妈都想拥有一个健康的宝宝，那么你知道孕育一个健康宝宝的必要前提吗？卵子和精子结合受精形成受精卵，即标志着一个新生命的开始。要想拥有一个健康的宝宝，就需要妈妈和爸爸具备"优质"的卵子和精子。而根据研究表明，不少的药物都对卵子和精子的质量有不良的影响。因此，对于有计划的准爸爸和准妈妈来说，警惕孕前的用药禁忌是相当重要的。

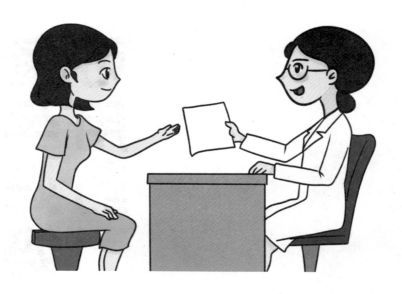

一、孕前女性不要使用哪些药物

1. 谨慎"孕妇禁用"的药物

　　卵细胞，又称为卵子，是由女性卵巢产生的一种生殖细胞。女性卵子的质量直接关系到宝宝的健康。若是卵子的质量不高，则很大程度上会影响到胎儿的生长发育，导致胎儿畸形，严重者甚至会引起女性的习惯性流产或不孕症。因此，对有计划准备怀孕的育龄妇女，请谨慎服用药品说明书中标注着"孕妇禁用"字样的药物。这是因为孕妇禁用的药物往往会对女性的生殖细胞产生一定程度的影响，从而影响了卵子的质量。如抗病毒药利巴韦林（病毒唑），有较强的致畸作用，妊娠前3个月应禁用；抗结核药利福平也有致畸作用；口服避孕药有可能会导致胎儿生殖器异常、先天畸形，应在孕前6个月停用；除此之外，还有糖皮质激素类药如倍氯米松、某些抗菌药如甲硝唑、抗恶性肿瘤药如环磷酰胺、催眠药如地西泮、抗组胺药如苯海拉明、解热镇痛抗炎药如阿司匹林、抗高血压药如卡托普利、镇痛药如吗啡、利尿药如呋塞米、中枢兴奋药如咖啡因、抗精神病药如氯丙嗪，都会影响到胎儿的生长发育，故孕前应谨慎服用。卵子从初期卵细胞到成熟卵子大约是14天，在此期间的卵子是最容易受到药物的影响，故建议有计划的妈妈们需要停药1个月后受孕比较安全。但需要注意的是，有些药物的影响时间可能会更长，因此有长期服药史的妈妈一定要提前咨询医生来确定安全受孕的时间。

2. 慎服中药

中药，即"传统中医"或"传统中医药"，是用于预防和治疗疾病并具有康复与保健作用的天然药物及其加工代用品，主要包括植物药、动物药和矿物药。通常我们会认为中药对身体的副作用要比西药的少，因此很多人都会在生病的时候选择服用中药，甚至一些孕妇也认为中药安全，副作用小，对胎儿无不良影响。但这些看法是不全面的。"是药三分毒"，某些中药如白果、苦杏仁、桃仁可毒害胎儿的神经系统导致胎儿畸形，甚至某些中药如滑石、木通、牵牛子还有导致流产、早产的危险。而中药基本都是复方药物，是由多种中药材配伍组合而成的，其对于生殖细胞的影响是不容易被我们察觉到的，故孕前的妈妈需要谨慎服用。

3. 孕前不要自行使用促排卵药

促排卵药在临床上主要适用于不排卵、排卵障碍导致不孕症的育龄妇女，而排卵正常的女性是不宜使用促排卵药的。促排卵药是不能自行使用的，必须到正规医院在专业医生的指导下应用。卵泡的数量有限，一般情况下，成年女性每个月会排一个卵子，而每月按时排卵是怀孕的首要条件。若是正常人服用促排卵的药物，促使卵巢排卵增多，会引起一系列的不良反应与并发症。如因卵泡数量的加速消耗，导致更年期的提前到来；因太多的卵泡同时生长，有可能造成卵巢过度刺激综合征，引起心肺功能异常、电解质失衡、肝肾衰竭、胸腹水等后果，严重的甚至会导致截肢、休克；因高水平的雌激素导致乳腺肿瘤、卵巢囊肿的生长；多胎妊娠引起的并发症等。其中，多胎妊娠是促排卵药物使用中最受关注的副作用。多胎妊娠不仅对母体有影响，还会对胎儿产生一定的影响。多胎妊娠会使孕妇在妊娠过程中很容易发生并发症，如妊娠高血压综合征、羊水过多。而孕妇的许多严重妊娠并发症常常会导致胎儿在母体内缺氧、发育迟缓，容易引发流产、早产。此外，多胎妊娠还会使胎儿畸形的概率大大增加，比如出现各部位的连体儿。一般正常胎儿的体重在 2500g 以上，而一半以上的双胞胎都在 2500g 以下，甚至有的多胞胎婴儿只有几百克重。而低体重的婴儿在以后的发育中，脑瘫、智障出现的可能性都会加大。据统计，单胎妊娠的早产率为 5%，而双胎早产率在 90% 以上，若是 3 胎或 4 胎，基本上都会出现早产的现象，伴随而来的就是胎儿的器官发育不成熟，危险也会成倍的增长，给家庭带来的生活负担和经济负担都是沉重的。

二、孕前男性不要使用哪些药物

孕前用药不仅仅是妻子需要格外注意的，还需要关注丈夫的用药是否合适。因为很多药物会直接影响到精子的质量，甚至会引起精子的畸形。正常情况下，男性体内有一个可阻止血液中某些物质进入睾丸的防护层，即是由睾丸组织与流经睾丸的血液之间形成的血睾屏障。但需要注意的是，很多药物是能通过血睾屏障的，这就会导致一方面会影响到精子的质量，另一方面也可随精液通过性生活排入阴道，经阴道黏膜吸收后进入母亲的血液循环，进而可对受精卵、胚胎和胎儿造成影响，不仅会导致低体重儿和畸形胎的发生率增高，而且也会增加围产期胎儿的死亡率。如抗恶性肿瘤药环磷酰胺、长春新碱、顺铂，可直接干扰精子 DNA 的合成，使精子的染色体异常，影响了男性睾丸的生精功能，导致男性精子畸形、少精甚至无精，从而导致流产、婴儿先天性愚型及不孕。如镇痛药吗啡、抗精神病药氯丙嗪、抗结核病药利福平、解热镇痛消炎药阿司匹林、抗菌药红霉素、抗真菌药酮康唑可干扰雄激素的合成，使男性精子受损而影响了精子的受精能力，导致男性不育，也易发生早期胚胎的发育异常或流产。一般精子的成熟周期大约为 2 个月，故在这段时间里尽量不要使用对精子有影响的药物。此外，备孕丈夫也要慎用一些壮阳药物。经实验研究观察，壮阳药会影响精子的活性，可降低精子 50% 的活动能力，使精子变"懒"，降低了受孕几率。因此年轻人经常使用这种药物，最终会影响自己的生育能力。由此可见，在怀孕前，准爸爸们用药也一定要谨慎，可能的话，最好停用一切药物。若是必须长期应用的药物，一定要在医生的指导下服药。

一般而言，对于整个孕期用药孕妇都很慎重，而孕前用药往往就不是那么被重视了，尤其是容易忽略孕前丈夫的用药。为了拥有一个健康的宝宝，准爸爸和准妈妈必须要警惕孕前用药问题，尤其是需要长期服用某些药物都需经医生的指导，才能确定受孕的时间。值得注意的是，若是服药期间在不知孕情的情况下意外怀孕了，先不要急着终止妊娠。因为在怀孕 4 周内，大部分药物对胚胎的影响是"全"或"无"，即要么没有影响，要么就会导致流产，一般不会导致胎儿畸形的，况且也有些药物对胚胎的影响是非常小的。因此，此时需要做的是去医院，将用药情况详细告知医生，由医生根据用药的种类、用量多少、疗程的长短及用药时胚胎发育的阶段等来综合分析是否有终止妊娠的必要。

停用避孕药多长时间才可怀孕

　　李女士，结婚后想先以工作为主，过几年再要宝宝，她选择口服避孕药作为主要的避孕措施。结婚四五年后，事业稳定了，家人也一直催促，她觉得可以准备要宝宝了。可是她现在有点担心，以前长期使用口服避孕药，会不会影响胎儿的健康，停用避孕药多长时间，怀孕才会比较安全呢？

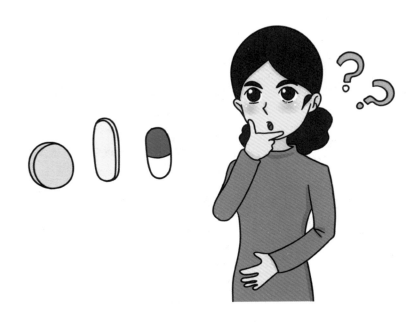

一、什么是避孕药

避孕药是一类能够阻碍受孕或防止妊娠的药物。生殖是一个复杂的生理过程，包括精子和卵子的形成和成熟、排卵、受精、着床以及胚胎发育等多个环节。阻断其中的任何一个环节，都可达到避孕和终止妊娠的目的。

避孕药根据化学结构和应用可分为甾体类避孕药、男用避孕药和外用避孕药三类。目前临床上最常用的多为女用甾体类避孕药，男用避孕药和外用避孕药较少。甾体类避孕药主要是由不同类型的雌激素和孕激素配伍组成的复方制剂，其主要是通过抑制排卵，或是增加宫颈黏液黏稠度，使精子不易进入宫腔，或是影响子宫和输卵管平滑肌的正常活动，使受精卵不能适时到达子宫，从而影响受精，或是抑制子宫内膜的正常增殖，使内膜萎缩退化，阻碍受精卵着床，从而达到避孕的目的。甾体类避孕药也分很多种，如有需要每月连续口服 22 天的短效口服避孕药，有需要每月口服或肌肉注射一次的长效避孕药，有可在探亲期间临时口服的探亲避孕药，但需要注意的是，探亲避孕药不建议用于长期避孕。此外，还有一种新型的皮下埋植避孕法，避孕时间可长达 5 年，有效率可达 99% 以上。此避孕方法是将含一定剂量孕激素的硅胶囊管埋藏于皮下，使其缓慢地释放少量的孕激素，从而起到避孕作用。因皮下埋植避孕剂中只含有孕激素，不含有雌激素，所以副作用较口服避孕药小。

常用甾体类避孕药制剂的分类及组成

分类及制剂名称	组成成分及剂量	
短效口服避孕药		
复方炔诺酮片（口服避孕药片Ⅰ号）	炔诺酮 0.625mg	炔雌醇 35μg
复方甲地孕酮片（口服避孕药片Ⅱ号）	甲地孕酮 1mg	炔雌醇 35μg
复方炔诺孕酮甲片	炔诺孕酮 0.3mg	炔雌醇 35μg
去氧孕烯炔雌醇片（妈富隆）	去氧孕烯 0.15mg	炔雌醇 30μg
长效口服避孕药		
复方炔诺孕酮乙片（长效避孕片）	炔诺孕酮 12mg	炔雌醚 3mg

分类及制剂名称	组成成分及剂量	
复方氯地孕酮片	氯地孕酮 12mg	炔雌醚 3mg
复方次甲氯地孕酮甲片	16- 次甲氯地孕酮 12mg	炔雌醚 3mg
长效注射避孕药		
复方己酸孕酮注射液（避孕针Ⅰ号）	己酸孕酮 250mg	戊酸雌二醇 5mg
复方甲地孕酮注射液	氯地孕酮 12mg	环戊酸雌二醇 5mg
探亲避孕药		
甲地孕酮片（探亲Ⅰ号）	甲地孕酮 2mg	
炔诺酮片（探亲避孕片）	炔诺酮 5mg	
双炔失碳酯（53 号避孕片）	双炔失碳酯 7.5mg	

二、停用避孕药多长时间才可以怀孕

　　目前我们能够长期口服的避孕药主要是指长效避孕药和短效避孕药这两大类。口服避孕药属于激素类药物，其药物成分多为合成的雌激素和孕激素，但其作用要比天然的性激素强很多倍，如Ⅰ号短效避孕药的成分是炔诺酮与炔雌醇，而炔诺酮的生理效能是人体内产生的天然孕激素黄体酮的 4 ~ 8倍，炔雌醇的生理效能是人体内产生的天然雌激素己烯雌酚的 10 ~ 20 倍。口服避孕药经肠道进入人体后，要经肝脏代谢储存，而储存的药物在停药后需要一定的时间才能从体内完全排出体外。不同的避孕药其成分也不同，故从体内排出的时间会有所不同，且往往药物剂量越大，则需要的时间越长。此外，一般在停药后 1 ~ 3 个月机体就可恢复排卵，而恢复排卵后就意味着有受孕的可能。因此，停用口服避孕药多久能怀孕，主要取决于药物的成分、剂量与多久能排出体外以及恢复排卵的时间。

　　避孕药对胎儿有无影响呢？许多国家的科学家都对此做过大量的研究，但目前还没有定论。其中，大多数科学家认为，避孕药由于剂量小，对胎儿无明显的毒害作用。停服避孕药后短期内怀孕的妇女，其胎儿先天性畸形的发生率与未服避孕药的妇女之间无差异。但也有科学家认为，体内残留的药物也是会对刚刚发育形成的胚胎产生一定的影响，有可能会导致胎儿生殖器异常（如男性胎儿女性化、女性胎儿男性化）、先天畸形（如腭裂及心脏、脊椎和肛门的畸形）等不良反应的发生。

由此可见，从优生的角度来考虑，为了避免残留避孕药对胚胎造成不良的影响，最好是等女性体内储存的药物排泄干净、卵巢排卵完全恢复正常后再计划怀孕会比较安全一点。而选择的避孕药不同，停药后残留的药物从体内完全排出体外所需的时间也会有所不同。有研究表明，由于短效口服避孕药激素含量低，停药后妊娠不增加胎儿畸形的发生率，故停服短效口服避孕药后即可妊娠，不影响子代的生长与发育。而长效口服避孕药由于其含激素的成分及剂量与短效避孕药有很大的不同，停药后可能需经 6 个月才能完全排出体外，故建议停药 6 个月后再妊娠较安全。而在停药后的这段时间，为了避孕意外受孕，可以改用其他避孕方法，如安全套避孕。

除了口服避孕药可长期服用外，还有长效注射避孕药和皮下埋植避孕法。对于长效注射避孕药，因停针后排卵恢复可能会延迟，所以建议停针后 3～6 个月后再尝试怀孕。对于采用皮下埋植避孕法的女性，除需要取出体内的埋植物，还需要等到皮下脂肪储存的孕激素消耗完和体内各种激素重新达到平衡之后再准备怀孕，否则易导致早期流产。根据国内外研究结果表明，取出皮下埋植物后，其释放的孕激素在血液中的浓度很快就会下降，在 4～5 天后即检测不到了，已经失去了避孕作用，而生育能力也会在 1～3 周左右很快地恢复，故建议皮下埋植避孕法的女性取出埋植物后的第 2 个月就可以尝试怀孕了。需要注意的是，因避孕药物多种多样，故具体怀孕安全期的确定，最好到医院咨询一下医生。

育龄妇女必要的预防接种很重要

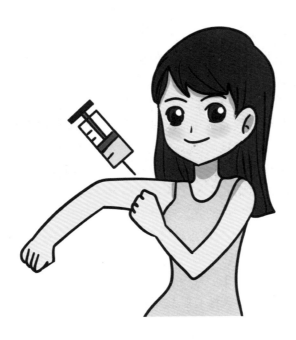

一、育龄妇女为什么要预防接种疫苗

　　育龄妇女，即处于生育期的妇女。简单地说，就是合适生小孩的年龄段的妇女的统称。生育期又称性成熟期，是女性一生中的黄金时期，也是最重要而又最繁忙的阶段。她们要经历结婚、怀孕、分娩、产褥及哺乳等特殊生理过程。这些生理过程中若不注意保健，将直接影响到妇女自身的健康，还会影响到胚胎的发育和下一代的健康。

　　预防接种是把人工制成的各种疫苗（用人工培育并经过处理的细菌、病毒等）采用不同的方法和途径接种到健康人的身体内，使人在不发病的情况下产生抗体，从而获得特异性免疫，如接种麻疹疫苗可以预防麻疹，接种流感疫苗可以预防流行性感冒。疫苗的接种就相当于受到一次轻微的细菌或病毒感染，迫使健康人体内产生对这些细菌或者病毒的抵抗力，经过如此的锻炼，人体再遇到这些细菌或病毒时就不会患相应的传染性或感染性疾病了。

　　刚出生的宝宝由于自身免疫系统尚未发育完善，对各种疾病的抵抗力也相当薄弱，所以稍有不慎就容易受到外界不利因素如病毒等的影响而生病。为促进宝宝的健康成长，国家规定宝宝出生以后要定期接种多种疫苗以增强免疫力来预防各种疾病的发生。但值得注意的是，除了宝宝要按照国家规定计划免疫外，育龄期妇女也应该预防接种疫苗。那么，育龄期妇女在怀孕前为什么要预防接种疫苗呢？其最大目的就是保证妊娠期胎儿的正常发育，减少妊娠期流产、胎儿畸形和死胎等的发生率。妊娠期病毒感染的发生率要比正常女性高，绝大多数的病毒如风疹病毒、水痘 - 带状疱疹病毒都能通过胎盘屏障传染给胎儿，从而可引起流产、早产、死胎、宫内发育迟缓及低体重儿，对存活的胎儿可导致先天畸形及其他系统的改变。据调查显示，绝大部分的胎儿畸形都与这些病毒的感染有关。最为可怕的是，孕妈妈感染这些病毒后往往没有什么症状或者仅有一些轻微的不适，而这些不适往往不需任何治疗就会消失，但却给胎儿带来了无穷的祸患。以先天性心脏病为例，这是宝宝出生后心脏的一种严重的先天畸形。据有关研究证实，若妇女在怀孕的第 1 个月内感染风疹，那么胎儿患先天性心脏病的发生率可达 60% 以上；若妇女在怀孕的第 2 个月内感染风疹，那么胎儿患先天性心脏病的发生率为 33%；若妇女在怀孕的第 3 个月内感染风疹，那么胎儿患先天性心脏病的发生率可达到 5% ~ 7%。先天性心脏病不仅会给宝宝的发育带来极大的危害，还会给家庭带来沉重的经济负担和精神压力。那我们可以用什么办法来预防胎儿时期不患先天性心脏病呢？最重要的办法就是孕前让妈妈接种风疹疫苗。虽然导致先天性心脏病的发生有多种因素，但风疹病毒的感染是导致先天性心脏病发生的主要因素。由此可见，孕前提前接种某些疫苗对妊娠期胚胎的发育和出生后宝宝的健康有着不可忽视的作用。

二、育龄妇女接种哪些疫苗很有必要性

孕期生病确实麻烦，不但影响孕妇本人，有些病毒还会通过胎盘造成畸胎。有人想出了一个歪招，在孕前就把所有的疫苗都注射一遍，这样该安全了吧。但这种方法并不可取，具体疫苗应该具体对待，"多不等于好"，不考虑自身情况乱打疫苗可能就会得不偿失了。你知道孕前要接种什么疫苗吗？接种前需要注意些什么吗？

1. 风疹疫苗

风疹是由风疹病毒引起的一种急性呼吸道传染病，其最明显的症状是发热（也称发烧），面部和颈部出现淡红色的疹子，并在短时间内迅速蔓延到

全身。风疹以冬春季多发，未接受风疹疫苗免疫的人群在各年龄组都可发病。风疹以往发病是以儿童为主的，但近年来随着风疹疫苗的使用，儿童发病得到了有效的控制，而无免疫史的成人发病却越来越多。有资料显示，约20%的育龄妇女也易感染风疹病毒。尽管风疹对儿童的健康影响较小，但若是孕妇感染了，则可能留下很大的健康隐患。若孕妇在妊娠早期患风疹，风疹病毒可以通过胎盘感染胎儿，很可能会导致流产、早产、死胎或出生后宝宝的各种先天畸形，如先天性心脏病、先天性白内障、青光眼、神经性耳聋、脑膜炎、智力发育不全，临床上称为先天性风疹综合征。有研究证实，孕早期感染风疹的孕妇所生婴儿发生先天畸形的几率很高，且越是妊娠早期，病毒越易感染胎儿。有报告表明，若孕妇怀孕第 1 个月感染风疹，胎儿先天性风疹综合征的发生率可高达 35% ~ 50%，第 2 个月为 25% ~ 30%，第 3 个月为 10% ~ 20%，第 4 个月为 1% ~ 5%。4 个月以后发生率极低，但也并不代表就是绝对安全的。需要注意的是，这种先天畸形在新生儿出生后有时不能被立即发现，要到几周、几个月甚至孩子三四岁时才逐渐显露。

由此可见，孕妇感染风疹病毒后的最大受害者是胎儿。从表面来看，孕妇该是预防接种对象，但如果直接给孕妇接种，那么疫苗病毒就会直接毒害胎儿，因此，孕妇是不能接种风疹疫苗的，只能接种准备怀孕的育龄期妇女。孕前接种风疹疫苗后，既可有效阻止孕期风疹病毒的感染，又能保护胎儿不受侵害。但要注意的是，并非所有准备怀孕的育龄妇女都必须要接种风疹疫苗，孕前需要去医院做相关检查，若是显示风疹抗体阴性，那最好注射疫苗使体内产生抗体，避免孕期的感染。

那么风疹疫苗在孕前多久接种最好呢？风疹疫苗应在怀孕前 6 个月前接种。风疹疫苗接种可分为普遍免疫和选择性免疫两种。普遍免疫是以控制风疹病毒在人群中的传播为目的，可对满 8 月龄以上人群实施免疫接种。而选择性免疫则是以控制新生儿的先天性风疹综合征为目的，可对青春期少女及育龄期妇女实施免疫接种。一般在接种风疹疫苗后的 2 周到 1 个月左右的时间，机体就会产生抵抗风疹的抗体，从而达到免疫的目的，且其免疫成功率可达 95% 以上。养育一个健康的宝宝是每一位母亲最大的心愿，为了拥有一个健康的宝宝，请有计划的妈妈一定要及时接种风疹疫苗。值得注意的是，风疹疫苗是一种减毒活疫苗，一旦育龄妇女注射风疹疫苗后，3 个月内不能怀孕，否则疫苗中活的风疹病毒就可能会毒害胎儿。

2. 麻疹疫苗

麻疹由麻疹病毒感染所致的一种急性传染病，是儿童最常见的呼吸道传染病之一，其主要表现为发烧和出皮疹。近年来，由于儿童普遍接种疫苗，使得麻疹在儿童的发病得到了控制，但成人麻疹的发生率却明显上升。麻疹好发于春冬季节，妊娠期若是感染麻疹可导致胎儿感染的风险，会对胎儿有严重的影响。若是妊娠初期发病可导致流产，若是孕期中得病可导致早产、死胎，若是孕妇产前 7～10 天感染了麻疹，宝宝娩出的时候可没有任何症状，但出生后可与妈妈同时发生症状。若是孕妇产前 2 周受到感染时，生产的时候正患有麻疹，那宝宝出生时就可感染麻疹，称为先天性麻疹。据研究表明，胎儿会不会引起先天性麻疹是和妈妈染病时怀孕的周数有关。孕妇越早感染麻疹，胎儿发生严重先天畸形或导致流产的几率越高。若是怀孕 12 周内感染则有约 90% 的机会得到先天性麻疹，若是怀孕 13～14 周后约有 54% 的机会，若是在怀孕 6～7 个月时机会则降至 25%。

麻疹疫苗是一种减毒活疫苗，接种后 98%～99% 的人能产生抗体，理论上是终生免疫的，但有一少部分人因时间太久远了，造成体内的抗体数降低了，或者是可能错过了接种，因此希望孕龄妇女在孕前检查时，追踪自己是否具有抗体，若为阴性则建议现有计划的妈妈们先接种疫苗后再作怀孕的准备。但值得注意的是，由于孕妈们情况特殊，减毒活疫苗仍然具有潜在的致病危险，因此不宜在孕期甚至怀孕前短时间内注射。那在孕前多久接种麻疹疫苗最好呢？最好在怀孕前半年注射此疫苗。此外，因为减毒活疫苗可以在妊娠妇女的体内复制，可导致胎儿感染，造成流产或胎儿畸形的风险，所以孕前接种麻疹疫苗的育龄女性应注意避孕。那接种麻疹疫苗后应该避孕多长时间呢？国内建议育龄妇女接种疫苗的 3 个月内不要怀孕，而美国的妇产科医学会以及疾病管制局则已将危险期由 3 个月改成了 1 个月。

3. 乙肝疫苗

乙型病毒性肝炎，简称乙型肝炎或乙肝，是由乙型肝炎病毒引起的一种慢性传染性疾病。乙肝在我国的流行比较广泛，是引起慢性肝炎的主要原因。乙肝主要是通过血液、母婴和性接触三种途径进行传播。目前乙肝的发病率较高，育龄青年中就约有 8%～9% 为乙肝病毒感染者。若是在妊娠早期感染了乙肝病毒，不仅会使早孕反应加重，严重者还可发展为急性重症肝炎，危及准妈妈们的生命。此外，乙肝病毒还可通过胎盘屏障，直接感染胎儿，不仅会使胎儿发育畸形，还会导致 85%～90% 的宝宝一出生就成了乙肝病毒携带者。携带乙肝病毒的宝宝，其中约有 25% 的患者会在成年后转化成肝硬化或者肝癌。因此，育龄妇女为了预防乙肝，为了胎儿免遭乙肝病毒的侵害，应该注射乙肝疫苗。当然并不是所有的孕妇都需要预防接种，建议有计划的育龄妇女在怀孕前去医院做个肝功能检查，再决定是否需要接种。若是检查发现乙型肝炎病毒的五项指标均为阴性，表明没有抗体，应该在孕前注射乙肝疫苗。而对于乙肝表面抗体（HBsAb）呈阳性者，其余 4 项指标均为阴性者，表明已有抗体，那就没有必要再接种该疫苗了。

有计划的女性孕前多久接种乙肝疫苗合适呢？建议应至少提前 11 个月接种此疫苗。乙肝疫苗一般需要注射三针，是按照 0、1、6 的程序进行注射的。0 是第一针的起始时间，1 是指在第一针后的 1 个月时注射第二针，6 是指在第一针后的 6 个月时注射第三针。此外，还有一种情况就是在打完第三针 1 个月后检查发现还是不能产生抗体的，或者产生的抗体数量很少的，此时还是需要进行加强注射的。而为了保证在怀孕的时候体内的乙肝疫苗病毒完全消失，并且已经产生抗体，通常建议接种疫苗后至少 3 个月，最好 6 个月后怀孕，故注射乙肝疫苗的时间提前到孕前 11 个月比较合适。

4. 甲肝疫苗

甲型病毒性肝炎，简称甲型肝炎或甲肝，是由甲型肝炎病毒引起的一种急性传染病。在妊娠期，由于孕妇新陈代谢旺盛，营养消耗较多，导致肝内的糖原储备减少，使得肝脏营养相对缺乏。而孕期产生的大量雌激素需要肝脏的代谢和灭活，母体和胎儿的代谢及解毒也需要依靠肝脏来完成，因此使得肝脏的负担较非孕期明显加重，导致妊娠期抵抗病毒的能力减弱，因而很容易受到感染。甲肝虽然不通过母婴途径进行传播，但并不代表着对胎儿没有影响。甲肝可发生于妊娠各期。若是妊娠早期感染会导致流产，若是妊娠晚期感染会造成早产，分娩时易致产后大出血，且产后易继发其他感染。若是甲肝演变为重症肝炎，有可能会导致胎儿直接死亡。因此，孕前注射甲肝疫苗是非常有必要的。此外，甲肝病毒是通过饮食、水源途径传播的，故经常在外面就餐或出差的女性，更有必要在孕前注射该疫苗。接种甲肝疫苗后 8 周左右，便可产生很高的抗体，从而获得良好的免疫力。但需要注意的是，最好在怀孕前 3 个月注射甲肝疫苗。

5. 水痘疫苗

水痘是由水痘 - 带状疱疹病毒引起的一种急性传染病，好发于春秋季，具有传染性强、发病快的特点。水痘病毒是少数会致畸胎的病毒。孕妇一旦感染，特别是孕早期感染，有可能导致胎儿畸形，如先天性白内障、小眼症，严重者可造成胎儿死亡。水痘病毒导致畸胎率以怀孕 13～20 周最危险。若是在怀孕 12 周内感染水痘，导致胎儿畸形的几率为 0.4%，而在怀孕 13～20 周感染水痘，几率则为 2%。如果在怀孕 20 周之后感染了水痘，则其致畸胎率就非常低，影响胎儿的机会不大，但是婴儿出生后发生带状疱疹的几率会较高。若是在孕晚期尤其是在临产前夕感染了水痘，不仅可能会导致孕妇患严重肺炎甚至致命，还可能会造成新生儿水痘。虽然不会造成畸形，但婴儿死亡率可高达 30%。因此，为了孕妇自己的健康，也为了拥有一个健康的宝宝，建议育龄妇女至少在受孕前 3～6 个月接种水痘疫苗，以防止孕期感染水痘。但值得注意的是，水痘疫苗是减毒活疫苗，故接种后 1 个月内切勿怀孕。

6. 流感疫苗

　　流感是由流感病毒引起的一种急性传染病。流感的传染性很强，易造成大规模的流行。妊娠期妇女是流感感染的高危人群。若是妊娠早期得了严重的流感，不仅会导致流产的发生率升高，还可造成胎儿损害，如无脑儿、脊柱裂。若是在妊娠晚期，则容易引起早产，也会增加新生儿的死亡率。据调查表明，感染季节性流感的妊娠期妇女需要住院治疗的比率是普通人群的 3～4 倍。因此，如果准备怀孕的前 3 个月，刚好是在流感疫苗注射期，则建议注射流感疫苗。一般接种疫苗后 2 周左右即可产生抗体。孕前预防接种不仅能保护孕妇本人不得流感，而且还可使胎儿从母体内获得一定的先天免疫力，出生后的一段时间内也不会受到流感病毒的侵扰。流感疫苗属于灭活疫苗，接种疫苗后只要没有发生不良反应，育龄妇女是随时可以怀孕的，并不会对胎儿产生影响。但需要注意的是，流感疫苗属短效疫苗，无法提供终生免疫，抗病时间只能维持 1 年左右。流感疫苗是针对当年最有可能发生流感的病毒制造的，且只能预防几种流感病毒，孕妇可根据自己的身体状况，在医生的指导下选择进行疫苗注射。因为疫苗毕竟是降低活性的病原菌，虽然有效，但也并不是打得越多越好。

你吃对叶酸了吗

在基层卫生院妇产科工作的时候经常会发生这样的对话

"恭喜你，怀孕了！在吃叶酸吗？"

"没有。"

"我们这有国家免费发放的叶酸，登记一下给你拿1瓶。"

"吃叶酸是干什么的，必需吃吗？"

等解释完叶酸的好处，准妈妈们又会焦躁不安，我没吃会怎样，宝宝会不会发育不好，还有一部分准妈妈自己在服用叶酸，又会纠结她吃的这种叶酸和我们的叶酸不是一种，会不会不好，到底应该服用哪一种。

这些情况都是正常的。遇到查出怀孕没有服用叶酸的准妈妈，一般是年龄偏小，没有生育经验的准妈妈，大多是遵照母亲的经历，认为生育是最自然而然发生的事情，只要是没有遗传性的疾病，不需要服用任何的补充剂，或是服用补充剂反而可能会对胎儿不好。有服用叶酸经历的准妈妈们对叶酸有一定的了解又不是很精通，知道很多可以补充叶酸的品牌，又不知该选哪一种。我们说"无知者无畏"，任何事情我们什么都不知道的时候才是无所畏惧的，知道一些或是一知半解反而会让我们惶恐不安。知道要补充叶酸却不知道它到底有什么作用，不知道应该怎么补才好，就会让准妈妈们焦躁不安，毕竟每一个准妈妈都想生一个健康的宝宝。

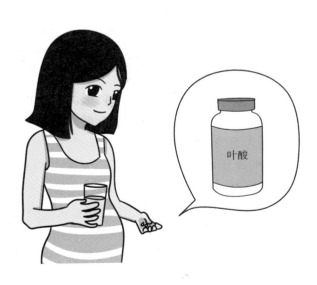

一、揭开叶酸的神秘面纱

备孕的准妈妈们很多也都听说过叶酸，但对叶酸的真实面目就知之甚少。其实我们一般对维生素并不会陌生。我们吃的蔬菜、水果、肉类、豆类里都含有大量的维生素。而这些维生素大多必须通过食物获得，并不能在我们的身体里自己合成的，而且每一种维生素的特性是不一样的更不能随意补充。其中有一类维生素是脂溶性的，也就是溶解于脂肪及脂肪溶剂的，可以储存在身体里，不用每天补充，维生素 A、维生素 D、维生素 E、维生素 K 就属于脂溶性的，它就属于不能随意补充的一类，毕竟没有哪个正常的人每天都排出大量脂肪的，也就是说大量补充之后身体用不完，又代谢不出去，就会大量堆积在身体里，导致身体内的含量过大而引起中毒。还有另一类维生素是水溶性的，这是必须每天供给的。因为它是水溶性的极易溶于水，过量就可以从肾脏通过尿液排出我们的身体外，不会引起中毒，但是一旦身体内的维生素含量不足就会很快在身体上表现出来，发病很快。有口角炎经历的准妈妈们应该知道空气冷干的时候，吃蔬菜水果又比较少的话，就极易导致口角发紧，干裂等情况，这也就是口角炎，只要能够及时补充 B 族维生素，症状就能得到有效缓解。B 族维生素就属于水溶性的一类维生素，可溶于水、易排出又极易缺乏。叶酸就是 B 族维生素中的一员，又叫"维生素 B_9"，是 1941 年科学家米切尔（H. K. Mitchell）从菠菜叶中发现并命名的。在菠菜、西兰花这样的深绿色蔬菜里有大量的叶酸，牛肉、动物肝脏、谷物、豆类、坚果等食物中含量也很丰富。

既然食物中含有大量的叶酸，我们只要注意饮食规律、营养搭配不就行了吗？为什么还要额外补充叶酸？当然，通常情况下我们都首先推荐大家选用天然的食物来补充摄入不足的营养元素。中国人都有一个理念"药补不如食补"，但是对于叶酸则不然。首先食物中叶酸的性质非常不稳定，遇光、遇热都容易失去活性。蔬菜贮藏 2～3 天后叶酸会损失 50%～70%；食物经过烹煮会使叶酸损失 50%～90%；为了把蔬菜清洗干净，经常会用盐水浸泡，这也会使得叶酸成分大大的损失。所以，人体真正能从食物中获得的叶酸并不多。其次食物中的叶酸到达体内之后真正能够被利用的可能只有 50% 甚至会更低，补充剂里面的叶酸则有 85% 能够被人体吸收利用。所以就算有些食物中叶酸的含量很高但是到达体内被吸收利用的却不多，最好是借助补充剂补充不足。特别需要注意的是，长期服用避孕药、广谱的抗生素、抗癫痫药、阿司匹林等药物或是长期饮酒都会使体内叶酸更加缺乏，对这类人群来说，补充叶酸更是必要的。

二、认识叶酸在人体的作用

备孕的准妈妈们都听说过要补充叶酸，可是补充叶酸有什么好处呢？最明显的作用就是怀孕前后 3 个月服用叶酸的准妈妈们生下的新生儿神经管畸形的情况会大大下降，这就降低了无脑儿、脊柱裂的发生率。除此之外，大量的数据表明叶酸对降低体表畸形、唇腭裂畸形的发生率也有一定的作用。也是为了优生优育降低胎儿各种缺陷的发生，我国免费向育龄妇女发放叶酸，只要是拿着有效证件育龄女性就可以到社区服务站或乡镇卫生院免费领取叶酸。

除了预防胎儿各种缺陷的发生，叶酸还有一个作用就是有助于胎盘增长，对预防胎盘早剥、妊娠期高血压有一定的作用。同时叶酸还是基因合成的重要元素，叶酸和（或）维生素 B_{12} 缺乏可以导致孕妇发生营养性巨幼细胞贫血，尤其是怀孕中后期，胎儿快速生长，需要量增大，特别是双胎或多胎、孕吐严重的妈妈，前期如果储存的不足，就会发生"书到用时方恨少"的情况，导致孕期贫血，引发一系列问题。

叶酸对我们的身体有诸多好处，过量的叶酸又可以随身体排出水分时排出，那么对备孕的准妈妈们能不能多服呢？事实证明当我们补充的叶酸超出我们身体的代谢能力的时候就会对我们的身体产生伤害。大量的叶酸会使我们对锌的吸收率下降，人体的免疫力降低，还会增加乳腺癌的风险，尤其是重复补充复合维生素的妈妈们。过量的维生素不仅对身体不好，还会使得胎儿产生依赖引发疾病或是增加畸形的发生。比如维生素 C 过量就会让胎儿产生依赖，在这种状态下的胎儿出生后没有大量的维生素 C 的补充就会出现牙龈出血、精神不振、皮下出血等坏血症的表现；维生素 A、维生素 D 过量，不仅不会降低畸形的发生，反而会使得胎儿出现心脏畸形、智力障碍、脑积水、发育迟缓等情形。

三、叶酸补充有时间

大多数的怀孕都是意外之喜，即使是在医疗水平很发达的地区，怀孕也有一半的情况是计划之外的，并不是准备充足的情况下轻而易举、想要就有的。大部分的准妈妈们在发现自己怀孕的时候一般都是 5 周甚至更长时间之后的事情，这些妈妈们在这个时候，有的就在纠结我没有吃叶酸会不会生下一个畸形宝宝，我的宝贝会不会不健康。这些都不要担心，我们的妈妈们没有吃叶酸，我们也一样长大成人；叶酸主要是起到一个预防的作用，并不具有治疗作用，像是一些遗传性疾病例如遗传性心脏病就不能起到作用。所以如果是意外怀孕就不要纠结没有吃叶酸的问题，只要从发现怀孕之后开始补充就可以了。

当然也有很多育龄妇女对怀孕时间有一定的计划，尤其是放开二胎之后，很多妈妈们都会有一个充分的准备期，对这样的妈妈们来说最好补充叶酸的时间是在怀孕前后 3 个月。因为叶酸的缺乏状态至少需要服用叶酸 4 周以后才会得以改善，而前 4 周恰恰是神经管分化和形成的重要时期；有数据表明孕前 3 个月补充 400μg 叶酸能够大幅降低畸形的发生率。有时也有各种条件准备很充足，但可能会奋斗很长时间的情况，这样的话只要一直持续补充就可以了，因为我们每天补充的叶酸的量并不会在身体里大量积聚导致过量中毒，我们之前也说过叶酸是溶于水的，会随身体里的水分排出体外，可以放心补充。

四、补充叶酸需注意

1. 大剂量的叶酸可以和抗癫痫药苯妥英钠、抗惊厥地西泮等发生拮抗，影响药效。如果服用此类药物的备孕妈妈们要在医生指导下用药，切不可自作主张。

2. 注意千万不可过量。有一些妈妈们盲目跟风，今天有一个好友告诉她哪种叶酸对身体好，明天又有同事对她说有一种奶粉含有 DHA 对婴儿发育好，她不仔细比对这些东西的成分，可能就会导致一些元素重复补充。很多女性就是一怀孕就开始大补，毕竟不能输在起跑线上，又吃含有叶酸的奶粉还吃含叶酸的维生素复合片，如果在算摄入量的时候就要把这些都要算进去，所有的叶酸的量加在一起总量为 600μg 就可以了，最多不要超过1000μg，因为再多的话身体代谢的时间比较长，就会对我们的身体和未来宝宝的生长发育产生不好的影响。

3. 准爸爸也要补叶酸。想要生出健康的宝宝不止是妈妈们要有好的身体，爸爸们也至关重要。这就好像农民想要种出苗壮的成长的庄稼不仅土地要肥沃，种子也要健康有生命力。叶酸对男性精子发育也有一定的作用，可以增加精子活力，所以准爸爸们也可以每天摄入 400μg 叶酸，多吃深绿色蔬菜。

但是我们所做的这些只是起到一个预防的作用，造成宝宝先天缺陷的因素很多，叶酸只是跟神经管畸形关系最密切的一个。要想有一个健康的小宝宝，要从很多方面着手，例如营养均衡、心情愉悦、适量活动。关键的是要按时产检。依我们现在的医疗水平很多疾病是可以通过产检及时发现的，及时处理很重要。

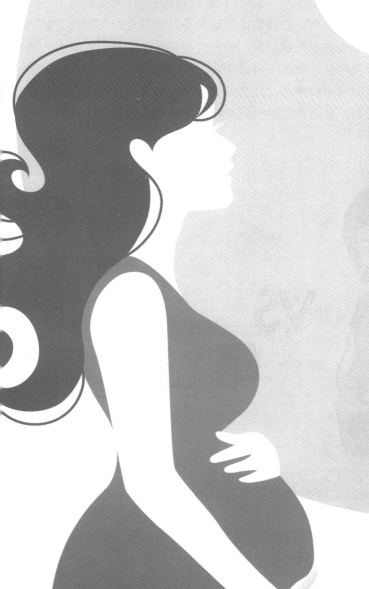

第二篇

孕妈妈巧用药

幸福孕妈妈要远离药物吗

　　孕期是女人一生中的一段特殊时期，也是需要用心呵护的时期，但无论如何小心提防还是可能会生病，在这个时候是否需要用药，应该怎么用药就成了我们每一个孕妇最关心的问题。因为母体和胎儿之间血脉相连，药物可以通过胎盘直接对胎儿产生毒副作用，也可以通过母体的变化间接影响胎儿发育。因此，孕期用药就要非常小心谨慎。但这并不是说就完全不用药，如果病原体在体内大量繁殖或者是症状加重，同样会对母体和胎儿造成损害，而这就让准妈妈们非常头疼什么情况下可以用药、可以选择什么药、药物的剂量是多少、用药多长时间可以停药；其实只要准妈妈们学会合理用药，遵循孕期用药原则选择药物，就能在治疗疾病的同时保障胎儿的安全，维护胎儿的正常发育和健康成长。

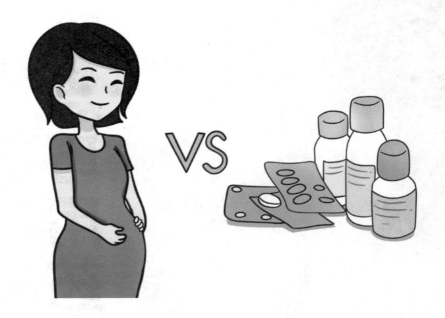

　　所谓孕期用药原则就是根据病情需要选择合适药物进行疾病治疗。包括：

　　原则一：首选无药疗法。一些轻微症状和体征无须用药。权衡利弊用药，如非必需，应尽量不用药物治疗，尤其是在妊娠的头 3 个月。头 3 个月是胎儿发育至关重要的时期，从精卵细胞结合开始算起，到第 12 周胎儿已初具人形，身长约 65mm，大头约占身体的一半。手指和脚趾已经完全分开，部分骨骼开始变得坚硬，并出现关节雏形。这 3 个月内，受精卵正处于各器官组织相继分化的阶段，易受药物影响而造成某些器官发育受阻而导致畸形，因而在这一时期能不用的药物或暂时可停用的药物，应考虑不用或暂停使用。

在冬春季节怀孕的准妈妈们最担心也很无奈的就是感冒，一般来说成年人每年可能会感冒 2 ~ 3 次，不论是来寒流还是倒春寒，都极易使准妈妈们受凉后出现发烧、咳嗽、流鼻涕、打喷嚏等症状，也就是我们平常说的又感冒了。可是你知道吗，感冒一般分为两种，一种是流行性感冒，另一种是普通感冒。流行性感冒一般都有与病毒菌株相对应的疫苗，只要提前注射疫苗就可有效预防流感。普通感冒无论吃药与否一般会持续一周的时间，咳嗽是最后消失的症状，也可能会持续两周的时间，这都是正常的。我们常说感冒吃药不吃药都会 7 天好，当然并不是说普通感冒就一定不要用药，一旦出现发烧的症状，如果发烧低于 38℃，可采用物理降温的方式，洗温水浴、多喝热水、好好休息，能够使温度下降就无须用药，因为一般发烧会持续 3 ~ 4 天，有一个发起然后消退的过程，这也是正常的。如果物理降温的方法起不到作用或者是体温高于 38℃，达到高烧的水平就需使用药物降温。对乙酰氨基酚也叫扑热息痛（对乙酰氨基酚）是孕妈妈可以使用的退烧药，在怀孕的整个时期，都可使用常规剂量的该药物。需要注意的是高热可以影响胎儿的脑细胞发育，长时间高热不退的孕妈妈需去医院就诊，病好后最好再到医院做个产前检查。

严重咳嗽症状的孕妈妈们同样需要用药。咳嗽是我们人体的一个正常的防御反射，可以将气管内的分泌物和异物排出体外，但咳嗽动作发生时会使腹压增高，过高的腹压极易使孕产妇发生流产或早产。一般轻微症状的咳嗽并不会对人体产生损害，不建议服用药物，可通过多喝水、多食用滋阴润肺的食物等调节饮食的方法进行治疗。如果是连续的剧烈咳嗽建议及早就医，在医生指导下选用对孕妈妈及胎儿影响小的药物进行治疗。

原则二：选单不选多。能够用单一药物进行治疗的绝不多药联合使用。市面上很多的药物，名称不同但药物成分是一样的。感冒是治标不治本的一种疾病，使用药物只能使得症状得以缓解，身体感觉轻松舒适，并不能杀灭病毒。能够缓解发热症状的药物一般推荐准妈妈们使用对乙酰氨基酚，有片剂、滴剂、口服液，许多常见药中也含有对乙酰氨基酚，但这些都是复方感冒药，一种药物可含好几种药物成分；如果多种药物一起使用，就可能会导致药物剂量过大导致中毒，出现毒副反应。所以在服用药物时一定要仔细阅读说明书，看好药物成分，切勿因疏忽服药过量。

原则三：在医生指导下用药。如必需药物治疗，不能自选自用药物，一定要在医生的指导下使用。学习药物知识，是让准妈妈们用知识的武器保护自己，而不是用仅有的知识指导自己用药。我们了解药物的选择原则，用药安全等级划分，就可以很淡定的对待疾病变化及药物使用，不用在遭受疾病折磨的时候犹豫不决该不该用药，在用药后又在恐慌懊恼会不会对胎儿产生损伤，能够理智面对孕期用药问题。但是如需用药还是要咨询专家医生，我们常说隔行如隔山，准妈妈们的短期学习，比起专业医生长期的临床工作实践还是有很大差距。因为长期在一线工作的医生能知道每个季节流行什么疾病，一段时间内那种病毒或细菌感染比较多，能够快速而准确地找到治疗疾病并且对胎儿影响最小的安全药物。

原则四：若有服药，应养成记录用药（药名）的习惯，以便需要时能明确地提供所服用药物的名称和剂量，以评估药物对胎儿是否造成影响及影响程度。孕期养成收集和保管所服药物的包装盒和药物说明书的习惯则更加重要。

原则五：若因患甲状腺功能异常、癫痫、系统性红斑狼疮等特殊疾病而需要长期服药者，应事先告知医生，并向医生咨询，切勿因为计划怀孕或已怀孕等原因自行停药，以免影响原有的疾病致病情恶化。

原则六：定期做产前检查，以了解胎儿的状况，孕期用药必须注意孕周，严格掌握剂量、持续时间。坚持合理用药，病情控制后及时停药。

孕妈妈看清药物安全分级很重要

孕妈妈们在使用药物时，往往不是过于恐惧，就是过于大意。其实，只要清楚地了解用药原则和妊娠期用药安全分级，药物对孕妈妈来说，也可以是安全、有保障的。

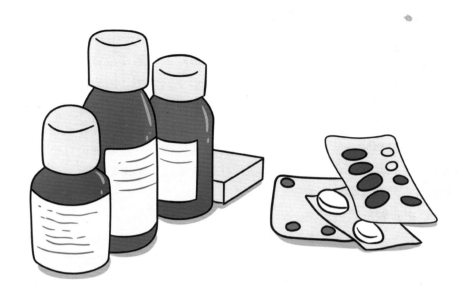

妊娠期用药安全分为 A、B、C、D、X 5 个级别。目前已被证实对胚胎有影响的药物，包括抗癫痫药物、某些精神科用药、某些特别种类的抗生素等，这些药物被证明直接对胚胎有影响，而其他药物影响虽不明显，但仍要谨慎使用。其中 A 级、B 级的药物归为孕期的安全药物。

A 级：最安全的药物。

A 级药物是动物实验和人类实验的结果都安全的药物。在设置了对照组的实验中观察到对孕期前 3 个月的胎儿并没有危害，对后 6 个月的胎儿生长也没有危害情况发现，可能对胎儿的伤害性很小。但这类药物非常少，在怀孕前后 3 个月建议服用的叶酸属于此类，还有就是维生素。但是维生素要小心服用。一般维生素分为两类，一类如 B 族维生素、维生素 C 是溶于水的，一类如维生素 A、维生素 D、维生素 E 是脂溶性的，溶于脂肪和脂肪溶剂。水溶性的过量可以通过尿液、汗液排出体外，而脂溶性的过量就会在体内堆积，导致中毒。其中维生素 A 又尤为特殊，正常范围剂量的维生素 A 是 A 级，一旦剂量达到 2 万 IU 就可导致畸形，成为 X 级药物。

B 级：相对安全的药物。

相对于 A 级别的药物，这是一种在动物界经过实验之后，并没有发现任何的不良症状；或者是在动物实验中有少许危害，但在临床的使用过程中，却没有发现不良的影响。这种药物对孕妈妈来说是相对安全的药物。这类药物虽然也不是很多，但是它包括了日常常用的青霉素类以及头孢类抗生素。最经常被使用的阿莫西林就属于青霉素类，它适用于中耳炎、鼻窦炎、咽炎、扁桃体炎、肺炎等的治疗，治疗范围很广，但需要注意的是国产阿莫西林拉维酸钾国内资料大量的药品说明书提示孕妇禁用。因为国内的大量资料提示，动物生殖实验未发现引起胎儿损害，但尚未在孕妇进行严格的对照实验，所以孕妈妈们应仅在确有必要时在医生指导下用药。青霉素类可口服、肌注还可以静脉点滴，但无论采用何种给药途径，一定要确定自己是否有药物过敏史，并在必需时先做青霉素皮肤过敏试验。对青霉素类过敏的人群也应慎用头孢菌素类抗生素。

C级：较危险的药物。

这是一类在动物实验中显示不安全，在孕期人群中较少用或者是问世时间不够长，并没有明确的结论表明对早期妊娠的胎儿有损害的药物。当孕妈妈出现某些疾病，疾病的情况又比较特殊，A级、B级药物没有很好的效果时，就可以选用这一级的药物进行治疗。这一级的药物在治疗某些疾病方面有很好的效果，又存在一些潜在的风险，但是总体来说受益是大于风险的。例如用于降压的可乐定、心得安（普萘洛尔），用于治疗心脏病的地高辛、奎尼丁，用于治疗结核的氨基水杨酸钠、异烟肼，用于抗癫痫药和镇静的乙琥胺、巴比妥。但是，这一类的药物没有相关的动物的实验资料或者是临床的资料，或者是在对动物进行实验时，发现动物会出现不良的反应，但并没有导致畸形的情况出现。因此，在特殊紧急情况下是可以使用的，只是孕妈妈们在使用这类药物时得经过医生的专业指导才行。

D级：很危险的药物。

这一类的药物在临床使用情况上已经有报告表明这种药物会对于胎儿的健康产生危害。但是有些药物的替代性是非常的低的，其他级别的药物不能发挥很好的治疗效果，在危及生命或是严重疾病的情况下，就要考虑利弊得失在医生建议下用药。妊娠合并甲亢的首选药物丙硫氧嘧啶就属于此类。国内资料提示丙硫氧嘧啶可导致胎儿甲状腺肿、甲状腺功能减退，但与其他抗甲状腺药相比，丙硫氧嘧啶是孕妈妈们治疗甲亢的适用药。值得注意的是，有些药物原本属于B级或者是C级，在治疗妊娠期某些疾病的时候则降为D级，例如噻嗪类的利尿药氢氯噻嗪，可加强其他降压药的降压作用，FDA原本对它的孕期药物安全分级为B级，但是如果用于妊娠高血压患者，它的安全分级则降为D级，因为有结果显示它可使胎儿及新生儿产生黄疸或是血小板减少。也有些药物剂量小时属于 B 级或是 C 级药物，一旦剂量加大则降为 D 级，如阿司匹林在小剂量使用时就是 C 级药，如果长期大剂量的服用，就会对胎儿造成损伤成为 D 类药。

X 级：极为危险的药物。

X 级别的药物已经有明确的规定，孕妈妈们不能使用。这是属于孕妇禁用的药品，是在临床应用中已经发现会对孕妇或胎儿产生损害的药物。比如孕期止吐的沙利度胺和被大量使用治疗先兆流产的己烯雌酚，结果发现服用了导致胎儿畸形或出生后恶性肿瘤的发生，这两个药物均列入 X 级。同属 X 级的还有抗肿瘤药甲氨蝶呤、镇静药氟西泮、抗酸药米索前列醇等药物。这些药物都已证实会对孕妈妈或是胎儿产生极大危害，是绝对禁止使用的药品。

虽然有比较严格的孕妇用药分类，但没有一种药物是绝对安全的，可能有些药物潜在的危害还没有表现出来。因此做一个健康的孕妈妈，想生一个健康的宝宝，最重要的是预防疾病，至少在前 3 个月，能不用药就不用药；在后 6 个月谨慎用药，一定要在保证胎儿健康发育的前提下，促进健康的恢复。

等级药物有哪些？

A 等级：分类 A 等级的药物极少，最常见的维生素类药物，如各种 B 族维生素、维生素 C 等。但是需要特别注意的是在正常范围剂量的维生素 A 是 A 类药物，而大剂量的维生素 A，每日剂量 2 万单位，即可致畸，而成为 X 类药物。

B 等级：分类 B 等级的药物也不很多，不过日常用的抗生素均属此于类。如所有的青霉素类及绝大多数的头孢菌素类药物都属于 B 类药物，如常用的氨苄青霉素、头孢拉定、头孢三嗪和重症感染时抢救用的头孢他定等都是 B 类药。另外，洁霉素、氯林可霉素、红霉素、呋喃妥因也属于 B 类药。

在抗结核药物中，乙胺丁醇是 B 类药。在常用的解热镇痛抗炎药中吲哚美辛（消炎痛）、双氯芬酸（扶他林）、布洛芬（芬必得）均属于 B 类药。

但要注意的是，妊娠 32 周后，服用吲哚美辛有可能使胎儿发生动脉导管狭窄或闭锁，以致胎儿死亡。32 周后不可以再服用吲哚美辛。在心血管系统药物中洋地黄、地高辛及毛花苷丙（西地兰）均属 B 类药。对胎儿有损害的肾上腺皮质激素类药物中泼尼松也属 B 类药。

C 等级：分类 C 等级的药物是比较多的。这一类药物主要在早期妊娠对胎儿是否会造成损害尚无报道，故难以有比较确切的结论。以抗生素类的喹诺酮类药物为例，该类药物在动物实验中发现氧氟沙星对软骨有损害，在人类中曾有报道 600 余例早期妊娠服用该药者，分娩后儿童生长期中有 6 例有腿部等疼痛，但不久后症状消失，无一留下后遗症，所以该资料的论点，本药仍然是安全的。但临床仍要等待有更多的报道以证实其无害。

对 C 类药物的使用需要谨慎，如果有可以替代的药物则优先选用替代的药，否则在权衡利弊后，向患者或患者家属说明选用该药的理由。

以结核病为例：由于常用抗结核药物中仅乙胺丁醇一种 B 类药，而结核病的治疗往往数药联合治疗，故需考虑应用属于对氨基水杨酸钠、异烟肼等 C 类药，若患者处于早期妊娠又合并肺结核，就应该向患者说明使用此类药物的原因。

抗病毒药，大多数也属于 C 类，如阿昔洛韦，及治疗 AIDS 的齐多夫定，部分抗癫痫药如乙琥胺，镇静药物巴比妥类药戊巴比妥等。

在自主神经系统药物中，拟胆碱药毛果芸香碱、新斯的明，抗胆碱药阿托品、654-2 均属于 C 类；拟肾上腺素药中部分属于 C 类，如肾上腺素、麻黄素、多巴胺等。

降压药中甲基多巴、哌唑嗪及所有常用的血管扩张药，如酚妥拉明、安拉唑林均属于 C 类药，利尿剂中呋噻米、甘露醇均为 C 类药。在肾上腺皮质激素类药物中，倍他米松及地塞米松属 C 类药。

D 等级：由于已有实验和临床上的证据，对属于 D 的药物在妊娠期特别是在早期妊娠阶段尽可能不用。抗生素中四环素是个典型例子，如果妊娠期中用了四环素或土霉素，会破坏胎儿齿釉质，导致成人时牙齿发黄。氨基糖苷类药物在妊娠期尽可能不用，例如链霉素等，可损伤第 8 对脑神经而发生听力损害，出生后可致永久性耳聋。

抗肿瘤药几乎都是 D 类药，以甲氨蝶呤为例，在 20 世纪 40 年代末期，人们就认识到在白血病合并妊娠应用甲氨蝶呤可以发生绒毛坏死而导致流产，所以在 50 年代初 Hertz 等萌发了用甲氨蝶呤治疗绒毛膜癌的想法而获得成功，时至今日甲氨蝶呤已广泛用于治疗与滋养细胞有关的疾病，如异位妊娠、胎盘植入等。所以抗肿瘤药在妊娠期一定要禁用。

在中枢神经系统药物中的镇痛药，小剂量使用为 B 类药，大剂量使用则为 D 类药，特别是长期应用对胎儿有害，主要表现是胎儿生长发育不良以及分娩后对药物的成瘾性、烦躁不安、啼哭等。

抗癫痫药中有不少药物属于 D 类，例如扑痫酮、三甲双酮等都有致畸作用，要注意的是癫痫病患者妊娠后本身的胎儿的畸形率就比一般人群为高，用抗癫痫药可以增加畸变率，特别是当几种抗癫痫药物同时应用于难以控制的癫痫发作则更增加胎儿的畸变率，这是诊治癫痫合并妊娠时，必须向患者和家属交代清楚的。

在镇静和催眠药中地西泮、氯氮䓬、甲丙氨酯及去甲羟基安定都是 D 类药，如孕妇在妊娠早期时有早期妊娠反应以及失眠等症状，不要使用该类药物。

利尿药氢氯噻嗪、依他尼酸均属 D 类药，禁止在妊娠期使用。解热镇痛抗炎药中阿司匹林在小剂量使用时为 C 类药，但长期大剂量服用时，则对胎儿不利而成为 D 类药。

X 等级：在常用药物中此类药物并不多，但因致畸率高，或对胎儿危害很大，孕前期及孕期禁用。

其中最为出名的是沙利度胺（反应停）和己烯雌酚两个药物。20 世纪50 年代末和 60 年代初在欧洲盟军驻地附近的妇女在孕早期服用此药以减轻妊娠反应，后来发现不少胎儿出生时有上肢短小，下肢合并而呈海豹状故称之为海豹样畸形（sirenomelus），这是人们在较早时期所认识的 X 类药物。过去人们常用的性激素己烯雌酚，20 世纪的 50 年代初曾被用以治疗先兆流产，结果发现子代的女性在 6～26 岁间可以发生阴道腺病或阴道透明细胞癌，其后果是严重的，故属 X 类药。这是药物致畸中两个著名的案例。

维生素 A 大剂量口服也可致畸，也是 X 类药物，维生素 A 的衍化物维甲酸是一种治疗皮肤疾病的药物，也是 X 类药物。镇静药中氟西泮、氟硝西泮均属 X 类药物，抗肿瘤药氨基蝶呤也属 X 类药物。

需要引起人们重视的是大量饮酒，如在早期妊娠时大量饮酒，摄入大量乙醇，每天 150ml 或以上可以使胎儿发育不良或发育畸形。因此，乙醇在 FDA 分类中饮酒量少属 D 类，量多即归入 X 类。

一般情况下孕妈妈用药时要尽量选用 A 级或 B 级的药物，慎重选用 C 级的药物。

巧用药物缓解严重孕吐

我有个同事，体型偏胖，婚后3年生了个可爱的小宝宝，宝宝一出生又白又胖，可宝宝妈却完全变成了小瘦子。大家都很奇怪别人孕期都会胖很多，她怎么瘦了呢？同事有道不尽的苦水，别人孕吐1个月就过去了，她孕吐长达8个月，每天早上起来吐一吐，吃完早饭接着吐，中午来一轮，下午也跑不了，基本上按每天6顿在吐，如果中间闻到什么敏感的味道还得加吐一次。总体来说，饿了吐，饱了也吐。不过幸亏孩子会长，就这么艰难的条件下，孩子尽力地吸收营养，整个孕期她就长了个大肚皮，其他地方不仅没胖反而有点瘦了。所以每天吐得痛并"快乐"着。

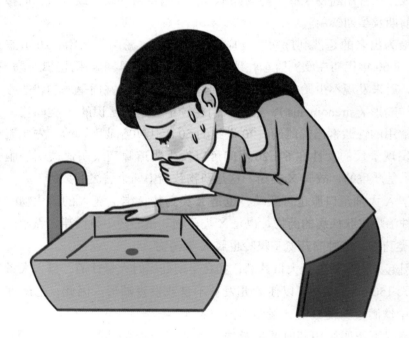

孕早期为什么会出现恶心、呕吐等早孕反应呢？有什么办法可以缓解呢？下面我们一起了解一下。

一、什么是孕吐

孕吐是早期妊娠的普遍反应，怀孕后人体内的血浆绒毛膜促性腺激素

（HCG）水平升高，刺激机体产生呕吐反应，激素水平越高，呕吐越严重，这是一个正常的生理过程。

大部分的妈妈怀孕后，在妊娠第6周左右就逐渐开始出现食欲不振、轻度恶心、呕吐、头晕、疲倦等早孕症状，尤其是呕吐。呕吐有的妈妈程度轻，有的妈妈程度稍微重一点。但是，大部分到12~14周会开始慢慢好转。不过，仍有大约1/5的妈妈会吐到孕中期，还有少数妈妈会在整个孕期都经历恶心、呕吐的痛苦。

绝大多数的时候，孕吐都不会影响妈妈和胎儿的健康。但是，一些严重的孕吐，可能会引起体重明显下降，脱水等，就需要及时去医院治疗。

二、孕吐的原因

其实孕吐是一种自我保护机制。大部分孕妈妈都有轻度呕吐的情况，将对宝宝不好的东西吐出去，孕妈妈可能会因为食物摄取量变少体重会出现减轻，但没有生命危险，宝宝也不会出现问题，而且还避免了很多不好的东西进入宝宝的体内。

孕吐具体的原因目前仍然不是很清楚，可能是由于：

1. 孕妈妈体内升高的激素水平，如雌激素和绒毛膜促性腺激素。

2. 孕妈妈血压波动，特别是当血压降低时更容易发生。

3. 糖代谢能力的改变。

还可能因为怀孕导致身体内的客观变化和体内化学物质的改变。

总之，孕吐一种正常的早孕反应，而你并不能做什么来阻止和预防它的发生。

三、孕吐会影响宝宝的健康吗

很多孕妈妈会担心呕吐会伤害到宝宝，或者宝宝的营养跟不上。其实，虽然呕吐和干呕会拉伸到一些腹部肌肉，但是呕吐的物理运动不会伤害到宝宝。因为宝宝被羊膜和羊水包裹，会保护得好好的。而且孕吐一般是发生在孕早期，这期间，宝宝还非常小，并不需要太多营养，所以轻度呕吐不会影响宝宝的生长发育。

如果是太严重的呕吐可能会导致体重下降，脱水，影响到宝宝的营养，导致出生时低体重。所以，如果你孕吐非常严重，最好及时去医院。

四、什么时候去医院

大部分孕妈妈在孕早期都是轻度呕吐，不需要特别处理，14周以后呕吐症状会逐渐减轻。当孕妈妈体重消瘦特别明显，体重下降超过原有体重的15%；或出现严重的电解质紊乱和严重的脱水，表现为极度疲倦、尿量明显减少、口唇干裂、皮肤干燥、眼球下陷的表现；生命体征的不稳定等情况时，必须去医院进行治疗。如果不及时去医院治疗有可能发生休克、肝衰，甚至死亡的情况。

五、如何缓解孕吐

1. 保持自己心情愉悦

对于孕妈妈来说，保持心情愉悦绝对是治疗孕吐的一剂良药。孕妈妈每天保持积极乐观的心态，心理放轻松，症状会轻很多。心理压力过大，孕妈妈的妊娠反应会更加严重。同时孕妈妈还要充分认识到孕吐属于正常现象，只要在正常范围内，都不会对宝宝造成不良的影响。多了解一些相应的科学知识，多与周围的妈妈特别其他孕妈妈进行交流，相互学习，解除心理压力。也可以多和自己的产检医生进行交流，把情况告诉医生，看看有没有必要进行相应的孕吐治疗。孕妈妈的家人可以想办法分散她的注意力。

2. 调整饮食，少食多餐

在孕早期（特别是前3个月）宝宝生长比较缓慢，一般不需要太多的营养。对于食物，孕妈妈可以根据自己的喜好想吃就吃，不想吃就不吃，不要吃那些你觉得会引起恶心、呕吐的食物。尽量选取自己想吃的东西。平时饮食最好的处理办法是要尽量减少每次进食的量，少食多餐，多喝水。如果不喜欢喝白水，可以试试柠檬水、姜茶、淡绿茶、清汤、稀释的果汁等。另外孕妈妈还要多吃富含维生素的食物。适当准备一些小零食小点心，例如苏打饼干、话梅等放在床边，可以在早起最容易恶心、呕吐的时候吃。另外，尽可能避免接触刺激性的气味，最好让孕妈妈远离厨房、远离二手烟草等以免加重其不适反应。

3. 保证充足睡眠

疲劳过度，睡眠不足，也容易引发孕吐。孕妈妈一定要保证充足的睡眠时间。保证有充足的睡眠才会有足够的精力和体力来面对孕吐。

4. 多做运动

不少孕妈妈由于孕吐整天吃不下饭，心情烦躁，体力欠佳，更不愿意运动。其实这么做是不对的，不能因为恶心、呕吐就整日卧床，这样只能加重早孕反应。运动可以促进肠道蠕动，增进食欲，促进排气排便。如果活动太少，恶心、食欲不佳、倦怠等症状就会更为严重，甚至可以出现肠梗阻。适当参加一些轻缓的活动，比如散步、游泳、瑜伽等，都可以改善心情，减轻早孕反应。

5. 衣着宽松舒适

宽松舒适的衣着不束缚孕妈妈的腹部，可减轻孕妈妈的腹部压力。随着怀孕时间的延长，子宫越来越膨大，会向下挤压膀胱，也会向上挤压胃部，使得胃内容积变小，稍微多吃就会反胃，恶心呕吐。如果这个时候再穿紧身的衣服，腹部向上挤压的会更明显，就会更加容易发生孕吐。

由此来讲，孕妈妈想要减少孕吐，要对它有一个全面而正确的认识，能够正确对待它；每天保持愉悦的心情；调整饮食结构，少食多餐，保证摄入足够的水分；远离烟酒、油烟等刺激性气味，有一个良好的环境；早上孕吐的时候可以吃一两片饼干；早睡早起保证充足的睡眠；穿着舒适宽松的衣服。如果这些能够面面俱到的话，孕吐并不难克服。

六、药物缓解孕吐

一般轻微的孕吐并不需要药物治疗，如果孕吐反应过于严重，及时向医生求助，在医生的指导下使用一些止吐的药物，以减轻妊娠反应的不适。

传统缓解孕吐的药物是维生素 B_6，但长期过度服用可能让胎儿患上维生素 B_6 依赖症。医生通常建议出现剧烈孕吐时才服用，并且一次用量 10mg，一天 3 次，孕妈妈服用前最好先咨询医生。

如果孕吐特别严重，还可以服用口服补液盐，补充水分和电解质，避免脱水。现在世界卫生组织推荐使用口服补液盐Ⅲ。一包口服补液盐Ⅲ加250ml水，但不能半包加 125ml 水，因为拆分不精确会影响到溶液浓度进而影响疗效。不能往配制好的溶液里添加糖、果汁、牛奶等其他物质。配制好的口服补液盐溶液室温可保存 24 小时，注意避免食物、唾液等污染。

孕吐虽难熬，切记不能乱服药。孕妈妈一定不要自行服用一些所谓"偏方药"。动物实验已经证实我们平常使用的止吐药曲美布汀、比沙可定、甲氧氯普胺、地芬尼多等药物具有潜在的致畸作用或是毒性反应。

妊娠期高血压重在预防

一女性患者 32 岁首次怀孕，孕早、中期情况良好，孕 7 月时开始出现双下肢水肿，她自觉这是正常情况，因为许多孕妇到孕中后期会有双脚甚至双下肢水肿的情况出现，所以未做任何处理。孕 8 月相继出现头痛、头晕及上腹部不适，自行服用止痛药缓解症状。十多天后突发下腹疼痛、阴道流血，遂入院检查。胎心监护示胎心音消失，彩超结果显示胎盘早剥；测量血压 160/100mmHg。

造成这一状况的是目前导致孕产妇及围生期胎儿病率及死亡率的罪魁祸首——妊娠期高血压疾病，是妊娠期特有的疾病。

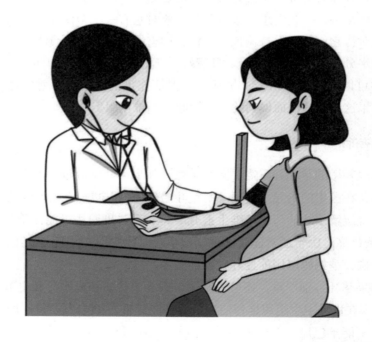

妊娠期高血压疾病不单是妊娠期高血压，还包括先兆子痫、子痫、原发性高血压并发子痫前期、妊娠合并慢性高血压。大多数病例在妊娠期间出现一过性高血压、蛋白尿等症状，这些症状会随着胎儿降生而消失。妊娠期高血压疾病严重影响母亲与胎儿健康，是导致孕妇、产妇及胎儿、新生儿发病及死亡的主要因素之一。

一、引发妊娠期高血压的易发因素和主要病因

（一）易发因素

1. 初次怀孕。

2. 年轻孕妇（年龄小于等于 20 岁）或高龄孕妇（年龄大于等于 35 岁）。

3. 多胎妊娠。

4. 气温变化过大，温度突然升高或降低。

5. 有糖尿病、肾炎、高血压等慢性病患者。

6. 营养不良或肥胖。

7. 精神过度紧张或精神病患者。

8. 妊娠期高血压病史及家族史。

（二）主要病因

1. 子宫螺旋小动脉重铸不足

孕妈妈的子宫螺旋小动脉为满足胎儿生长发育的需求会重铸，就像大树扎根一样，准妈妈的子宫螺旋小动脉会变粗、扎深。但妊娠期高血压的孕妈妈的螺旋小动脉只在浅层重铸，也就是俗称"胎盘浅着床"，会使胎盘中血流量减少，引起子痫前期的各种病情。

2. 免疫系统过度反应

我们的身体内存在抵御外来入侵的免疫系统，反应灵敏而快速。胎儿对于孕妈妈来说就相当于一个半移植物体，成功的妊娠完成需要母亲的免疫系统对其充分耐受，也就是我们常说的不发生排斥。子痫前期的孕妈妈有着严重的免疫过度反应现象。现代研究表明，免疫系统过度反应在子痫前期发病中起重要作用。

3. 子宫和胎盘缺血缺氧

病例表明初产妇、多胎妊娠、羊水过多者比较容易患妊娠期高血压。发病原因倾向于由于子宫张力增高，影响子宫内血液循环，造成子宫和胎盘缺血缺氧，孕产妇的血液循环不能达到子宫和胎盘需要，如孕产妇患有糖尿病、严重贫血、慢性高血压等病症也会诱发妊娠期高血压。

4. 遗传因素

妊娠期高血压具有家族遗传特性。遗传因素与妊娠期高血压的发病有一定关系。由于子痫前期的异质性，尤其是其他遗传学和环境因素的相互作用产生了复杂的表型。影响子痫前期基因型和表型的其他因素包括：基因种族

特点、多基因型、基因相互作用、遗传倾向和选择及环境，特别是基因和环境相互作用是重要因素。

5. 血管内皮功能障碍

研究发现妊娠期高血压疾病者，细胞毒性物质与炎性介质如氧自由基、过氧化脂质、血栓素 A_2 等含量增高，而前列环素、维生素 E、血管内皮素等减少，诱发血小管凝集并对血管紧张因子敏感，血管收缩致使血压升高，导致一系列病理变化。此外，气候寒冷、精神紧张也是本病的主要诱因。

6. 营养不良

妊娠期高血压的发病可能与钙缺乏有关。妊娠期母亲身体容易缺钙，从而诱发妊娠期高血压疾病。妊娠期补钙会让妊娠期高血压疾病的发生率下降。此外，以蛋白质缺乏为主的低蛋白血症、锌、硒等元素的缺乏与子痫前期的发生也有关系。

二、妊娠期高血压有哪些表现

1. 血压升高

血管痉挛性收缩导致血压升高。一般正常情况下的血压低于140/90mmHg，如果血压持续上升到高于 140/90mmHg 或是较基础血压升高30/15mmHg 则血压异常。一般情况下，即使血压升高 30/15mmHg，如果没有超过 140/90mmHg，对母婴没有危害，不做异常诊断。

2. 水肿

怀孕后，准妈妈一个月平均会增重 2kg，如果是肥胖的女性，在孕期增重会略低。而有些孕妇由于出现了隐性水肿，怀孕了之后就快速增重，一周可以增重超过 1kg 甚至更多。如果孕妇发现自己的体重增重过快，那么可以先检查自己的踝部和小腿，在重压之后，有没有出现一个不能很快恢复的坑，也就是有没有出现凹陷性水肿。如果有的话很大可能是下腔静脉被子宫压迫到了，回流受阻引发了妊娠高血压。

3. 蛋白尿

有些孕妇出现了血压升高、水肿等妊娠高血压症状后没有及时治疗，肾脏的功能受到影响，致使大分子的蛋白随着尿液排出体外。将 24 小时内的尿液做尿检，若尿蛋白含量大于 0.3g，则视为异常。

4. 眼底变化

患有妊娠高血压的准妈妈，眼底会发生 3 个阶段的变化：血管痉挛期、血管硬化期和视网膜病变期。严重的视网膜渗出、水肿、出血，甚至发生剥脱。因此，准妈妈发现自己的眼底发生变化后一定要第一时间到医院做专业的检查。

5. 抽搐，甚至昏迷

这种情况发生在病情最严重的时候，不仅只在产前，产时或产后也都有可能发生。一旦抽搐，病人面部肌肉紧张，导致牙关紧闭，眼球凝视前方，然后全面肌肉强直收缩，剧烈的抽动，直至呼吸停止，意识丧失，大小便失禁，这种频繁发作的抽搐、长时间的昏迷，是引发死亡的主要因素。

三、降压治疗

降压治疗的目的是预防胎盘早剥、子痫、心脑血管意外等严重母胎并发症。收缩压 ≥ 160mmHg 和（或）舒张压 ≥ 110mmHg 的高血压孕妈妈必须降压治疗，收缩压 ≥ 140mmHg 和（或）舒张压 ≥ 90mmHg 高血压孕妈妈可以使用降压药治疗；妊娠前已用降压药治疗的孕妇应继续降压治疗，但也要注意孕妈妈在孕早期、中期血压可能发生下降的情况，应咨询医生，适当调整用量。

常用的口服降压药有：拉贝洛尔、硝苯地平缓释片、甲基多巴、硝酸甘油、肼苯哒嗪、酚妥拉明等，目前临床使用拉贝洛尔联合硝苯地平缓释片治疗妊娠高血压取得了较好的疗效。

1. 拉贝洛尔

拉贝洛尔为 α、β 肾上腺素受体阻滞剂，降压作用可靠，不良反应小，能够快速起效，是安全等级 C 级的药物，虽然动物研究证明药物对胎儿有危害性，可能致畸或是致使胚胎死亡，但在妊娠妇女中还未发现危害的情况，在权衡利弊后可以使用，且它不会对肾及胎盘血流量产生影响，不引起血压过低或反射性心动过速，还可促进胎儿的肺成熟。

2. 硝苯地平

硝苯地平为钙离子通道阻滞剂，能松弛血管平滑肌，扩张周围小动脉，解除外周血管痉挛，降低血压，与硫酸镁或拉贝洛尔联用治疗妊娠高血压有协同作用。

3. 甲基多巴

甲基多巴为治疗妊娠期合并高血压疾病的一线药物，属于安全等级 B 级的药物，可能兴奋血管运动中枢的 α 受体，抑制外周交感神经而降低血压，妊娠期使用效果更好。

4. 硝酸甘油

硝酸甘油可同时扩张动脉和静脉，降低前后负荷，主要用于合并心力衰竭和急性冠脉综合征时高血压急症的降压治疗。

5. 肼苯哒嗪

肼苯哒嗪可扩张外周血管，降低外周阻力，降低血压，并有增加肾血流量及子宫胎盘血流量的作用。但此药不宜静注，不宜快速、大剂量及长期应用。

6. 酚妥拉明

酚妥拉明可扩张外周血管及肾血管，降低外周阻力，尤其适用于伴有肺水肿患者。

注意：利尿剂可以排钠、排水起到降低血压的作用，但长期使用会使身体内有效循环血量减少，使得血液浓缩，引发高凝倾向，有致使血栓的危险，妊娠期并不建议使用。卡托普利、贝那普利、依那普利类血管紧张素转化酶抑制剂和氯沙坦、缬沙坦类血管紧张素 Ⅱ 受体拮抗剂会对胎儿产生严重危害，禁止使用。

四、硫酸镁防治子痫

硫酸镁是治疗中、重度妊高征首选的解痉药物。硫酸镁控制子痫再次发作比地西泮、冬眠合剂、苯巴比妥等镇静药物的效果还要好。除非硫酸镁治疗不佳或是存在硫酸镁应用禁忌证，否则不推荐使用地西泮和苯巴比妥用于子痫的预防或治疗。轻度子痫前期患者也可考虑应用硫酸镁。

使用时要严格控制硫酸镁的浓度，镁离子有效治疗浓度为 1.8 ~ 3.0mmol/L，超过 3.5mmol/L 即可出现中毒症状。使用镁离子必备以下几个条件：①呼吸 ≥ 16 次 / 分；②膝腱反射存在；③尿量 ≥ 17ml/h 或 ≥ 400ml/24h；④备有 10% 葡萄糖酸钙，一旦发现镁离子中毒立即停用硫酸镁，然后静脉推送 10% 葡萄糖酸钙 10ml。如果患者肾功能不全，有心肌病或是重症肌无力等疾病，则谨慎使用硫酸镁或是减量使用。

镁离子中毒

静脉注射硫酸镁常引起患者出现潮红、口干、出汗等症状，快速静脉注射时还可引起恶心、呕吐、头晕、心慌，个别患者出现眼球震颤的表现，减慢注射速度症状也随之消失。肾功能不全患者，用药剂量大，血镁积聚，可抑制肌肉兴奋，发生感觉反应迟钝，膝腱反射消失，呼吸受到抑制，引发心律失常和呼吸停止。连续长时间使用硫酸镁可引发便秘，部分病人甚至可出现麻痹性肠梗阻，但只要停药即可好转。钙镁离子之间有对抗作用，所以身体内高镁血症会致使患者血钙降低，出现低钙血症，但这种情况发生的几率很小。除此之外，镁离子还可自由透过胎盘，进入胎儿血液循环，致使胎儿出生后即出现高血镁症的表现，大多数的新生儿患儿吸吮能力差、肌张力低、哭声不响亮等，少数的新生儿患儿还有呼吸抑制的现象。

五、做好预防

（一）做好产前检查

每次产前检查除测量血压、B超检查外，监测体重变化，检查尿中蛋白含量，检查时留清洁中段尿，以免阴道分泌物的污染尿液，使得尿液内蛋白含量增加。高危人群适当增加产前检查的次数，密切注意身体变化。应保持心情愉快，避免精神刺激与情绪激动；保证充分睡眠和注意休息。

（二）养成良好生活习惯

平日卧床休息时，最好左侧卧位，增加全身血循环、胎盘和肾的血流灌注而使血压下降，并促进排尿。

不抽烟或拒抽二手烟：烟草中的尼古丁会使血管收缩，从而使血压升高。

坚持体育锻炼，不要做体位变化幅度过大、动作过猛像低头弯腰以及用力屏气的动作，以免发生意外。可以散步、慢跑、游泳等使全身肌肉放松，促进血压下降。

（三）科学饮食

妊娠高血压与孕妇吃什么、怎么吃密切相关，热能、脂肪摄入太多，蛋白质、各种维生素、膳食纤维等摄入不足，都会诱发或加重妊娠高血压。因此，孕妇合理安排饮食，对预防和控制妊娠高血压的发生、发展非常关键。

1. 控制热能和体重

孕期能量摄入过高容易导致肥胖。妊娠高血压的一个重要危险因素就是肥胖，孕期也不能"吃多吃好"的无节制进食，要以满足基本营养要求为基础，适当增加孕期所需元素为准则，适当增加孕期体重，以每周体重增加不超过 0.5kg 为宜。孕前就超重的孕妇，更要注意控制体重，不要无节制食用糖果、点心、甜饮料等含碳水化合物高的食物和油炸高脂类的食品，整个孕期体重增加最好不超过 12kg。

2. 减少饱和脂肪的摄入量

食物脂肪的热能比应控制在 25% 左右，最高不应超过 30%，而且饱和脂肪要减少，不饱和脂肪的摄入相应增加。即减少吃动物性脂肪的摄入量，喜欢吃猪肉且喜欢吃五花肉的孕妈妈们就要特别注意控制了。

3. 促进蛋白质摄入

妊娠期高血压的孕妇应维持高蛋白饮食。每天 80～90g 的蛋白质摄取，多吃鱼、瘦肉、鸡蛋，多喝牛奶、豆类等含蛋白多的食物，但为避免增加肾脏负担，肾功能异常的孕妇必须严格控制蛋白质摄入量。

4. 保证钙的摄入量

孕妇可以每天喝牛奶并适当补充钙剂。牛奶和奶制品含钙丰富且易于吸收，是补钙的最佳食物，其中又以脱脂或是低脂的奶制品对孕妈妈最好。不喜欢喝牛奶的孕妈妈也可以适量多食用含有优质蛋白的大豆或是豆制品，这样不仅补充了优质蛋白还可以补充钙质，还能有效降低妊娠期高血压的发生率。

5. 盐的摄取要适度

高血压宜低盐饮食。每天食盐量不得多于 5～6g（半小匙），可防止水肿，起到预防妊娠高血压作用；酱油也不能摄入过多，一般 6ml 酱油约等于 1g 盐的量；孕妇也不宜食用腌肉、腌菜、腌鱼、腌蛋、榨菜、火腿、酱菜、罐头类加工食品等。

6. 搭配丰富的蔬菜和水果

保证每天摄入大量的蔬菜和水果，最好是多种应季蔬菜和水果搭配食用。蔬菜和水果含有丰富的维生素和膳食纤维，可以防止便秘，降低血脂，补充多种维生素和矿物质，有利于预防妊娠高血压疾病。

孕期使用抗生素也不那么可怕

　　王女士结婚四五年没有怀孕，一直很着急，终于怀孕了，却不幸在妊娠6个月的时候患上了阑尾炎。医生已经明确诊断，并向她和家人说明了情况，如果不及时治疗的话病情极有可能恶化成化脓性阑尾炎，引发腹膜炎，后果不堪设想。但王女士认为使用抗生素治疗的话，肯定会对胎儿产生危害，坚决拒绝使用。因为没有进行治疗，阑尾因长时间发炎导致穿孔，引发弥漫性腹膜炎，最终因败血症导致胎儿宫内死亡，小王也因此丧了命。

　　像这样小心的孕妈妈不止小王一个。还有一些孕妈妈在发现怀孕前服用了药物，担心会对胎儿有影响，不想生下一个智力障碍或是畸形的宝宝，最终选择做人工流产。这样做是不妥当的，是否流产应该到产科详细检查后再做决定。当然像这样怕用药的孕妈妈并不是少数，"抗生素对胎儿有影响"让很多孕妈妈患上了"抗生素恐惧症"。孕妈妈真的不能用抗生素吗？其实许多抗生素在怀孕期间使用是安全的，当然也有一些确实会给发育中的胎儿带来一定的风险，还有一些抗生素目前没有足够的证据证明它对孕妈妈及胎儿无害，它的安全性还不确定。但我们在紧急时刻必须在药物存在的风险和疾病本身的危害之间进行权衡，选择一个最低危害的后果。有些时候疾病如果不加以治疗的话，对胎儿健康造成的危害可能更大，甚至是一尸两命；虽然抗生素会对胎儿存在潜在的威胁，但它可以帮助孕妈妈康复，而且抗生素的种类繁多，我们可以选择危害最小且有效的一种，并根据怀孕时间的长短调整用药剂量和用药时间。

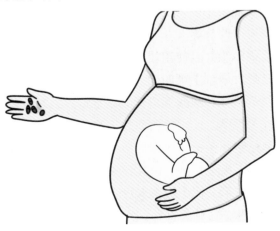

一、抗生素是什么

提到抗生素，就不得不提到第一个被发现并应用于临床的抗生素——青霉素。在 19 世纪三四十年代，还没有很好的可以抑制或是杀灭细菌等微生物的药物，在那个时候一旦有人被感染，可能就要面临着死亡。

1928 年，弗莱明发现了青霉素，并于 1941 年成功用于治疗感染；1944 年，链霉素作为第二种抗生素在新泽西大学被分离出来，它有效治愈了在当时非常可怕的传染病：结核；1947 年，又出现了氯霉素，我们对炭疽、痢疾病菌的轻度感染也有了杀灭武器；1948 年，出现了四环素，这是最早的广谱抗生素。在当时，如果不能确定致病菌，可以有效使用四环素进行治疗；1956 年，被称为抗生素的最后武器的万古霉素也被发明出来，它可以通过三重机制杀灭细菌，所以不容易产生耐药性。之后就进入了抗生素的半合成时期。

现在，抗生素并不只是我们想当然以为的只是能够杀灭细菌的化学物质。所有的可以抑制和杀灭细菌和真菌、寄生虫、霉菌、支原体、衣原体等其他致病微生物的物质都是抗生素，还包括了能够抑制癌细胞生长繁殖和代谢的抗肿瘤抗生素。

二、几类常见抗生素

抗生素种类繁多，自青霉素大量生产应用于临床以来，抗生素的种类已有几千种，在临床上大量使用的就达几百种。有时我们感冒不舒服，嗓子疼、发烧、全身没劲，到药店一说，店员就会随手给我们拿一盒阿莫西林。这个阿莫西林就是我们最早发现的青霉素类的药物，还包括氨苄西林、甲氧西林、双氯西林及羧苄西林等。

还有我们可能很熟悉并且使用较多的一类抗生素头孢菌素类。现在头孢菌素类抗生素都已经发展到了第四代。第一代头孢菌素以头孢唑啉为代表，兼备了青霉素、氨苄西林和耐酶青霉素的三重特点，对金黄色葡萄球菌、链球菌（肠球菌除外）等革兰氏阳性菌作用比第二、三代头孢菌素还要好。注射用主要常用头孢拉定和头孢唑啉，口服头孢菌素类一般选用头孢氨苄、头孢拉定、头孢羟氨苄、头孢克洛。第二代头孢菌素除了保留了第一代头孢菌素的强大作用外，还对第一代头孢菌素没有较大抗菌作用的痢疾杆菌、沙门氏菌有很强的抗菌活性，对肺炎杆菌、大肠杆菌的作用比第一代还要强。头孢孟多、头孢呋辛、头孢克洛、头孢替安、头孢美唑均属于第二代的头孢菌素。第三代的头孢菌素抗菌谱比第一、二代更广，对革兰阴性菌抗菌活性也要更强，对痢疾杆菌、沙门氏杆菌、肺炎杆菌、大肠杆菌、产气杆菌、变形杆菌等抗菌作用均优于第一、二代头孢菌素，对铜绿假单胞菌也有很好的抗菌作用。头孢曲松、头孢噻肟、头孢唑肟、头孢他啶、头孢米诺现在都很常用。但因为抗生素的大量滥用，有很多人对多种药物产生了耐药性，促使了第四代头孢菌素头孢匹罗、头孢唑南等药物的产生。现在我国一般将第四代头孢菌素类药物作为三线抗菌药物——特殊使用类来使用，多用于治疗多种细菌的混合感染或多重耐药菌感染引起的疾病。但也已有对第四代头孢菌素耐药的细菌开始出现，所以未来的新型的头孢菌素也已在研究中。

三、抗生素的毒性反应

　　抗生素是医药史上最伟大的发现，救治了千千万万的生命，堪称人类史上的巨大飞跃。但随着使用时间的增长，使用数量的增加，我们发现每一种药物都不是完全安全的。比如 1948 年以来被大量、广泛应用于临床的四环素，自 1956 年，开始有人发现曾经使用过四环素治疗疾病的一部分人牙齿的颜色变黄了。经过大量研究发现四环素不但使牙齿变黄，还会使得牙齿表面不光滑，出现小的凹陷、牙齿畸形，牙齿钙化不良比正常人更容易患龋齿。不止如此，后来还发现服用四环素还会使得眼睛巩膜、指甲的颜色发生变化。

　　抗生素的毒性反应并不止表现在一种抗生素或是一类抗生素，临床应用发现几乎所有的抗生素都有着毒性反应，只是大小不同而已。有的毒性反应如果及时停药可以恢复和缓解，但也可能造成严重后果。主要有以下几方面：

1. 神经系统毒性

　　氨基糖苷类抗生素庆大霉素、阿米卡星、链霉素、依替米星、奈替米星、妥布霉素等可以损害大脑听神经，引起眩晕、耳鸣，甚至永久性耳聋；大量的使用半合成的青霉素或是青霉素 G 会引起反射亢进、抽搐神志不清等。

2. 造血系统毒性

　　酰胺类抗生素氯霉素是治疗厌氧菌感染的特效药物之一，也是治疗伤寒、副伤寒的首选药物，但氯霉素就像是杀灭性武器如非必要是不会使用，就是因为它的造血系统毒性。它可以引起再生障碍性贫血，而且这种毒性反应是不可逆的，并不会在停药后恢复，所以即使这种情况发生的概率较低，一般也不会使用。其他的如氨苄西林、庆大霉素、头孢菌素类的抗生素等可引起中性粒细胞、红细胞、白细胞等减少，导致身体抵抗力下降，极易感染病菌导致疾病。

3. 肝、肾毒性

多数头孢菌素在大剂量应用的时候可以导致碱性磷酸酯酶、氨基转移酶、血胆红素等值的升高，导致肝功能损伤；多数的头孢菌素类抗生素还有庆大霉素、万古霉素、链霉素、磺胺类、妥布霉素等都对肾脏有一定的毒性，出现血尿、蛋白尿或是氮质血症等表现。

4. 胃肠道反应

尤以口服药物为主，主要表现为恶心、呕吐、腹痛、腹胀、没有食欲等胃肠不适。四环素类中尤以金霉素、二甲四环素、强力霉素显著。四环素类和利福平还可致胃溃疡。大环内酯类中以红霉素类最重，在肺炎中有一类支原体肺炎，主要表现就是发烧和咳嗽，周期长对身体的伤害大，红霉素、阿奇霉素这两种大环内酯类的抗生素对治疗有奇效，但这两种药物有一个突出的表现就是胃肠道反应严重。

5. 菌群失调（二重感染）

正常情况下人体肠道内本身存在大约 10 万亿个细菌，有双歧杆菌、乳酸杆菌这样的有益菌，也有大肠杆菌、肺炎杆菌这样的致病菌。它们按一定的比例组合，各个细菌之间互相依存、互相制约，达到一种生态平衡，一旦机体内外环境发生变化，特别是广谱抗生素长期应用，使得敏感肠菌被抑制，不敏感没有被抑制的细菌趁机大量繁殖，打破了之前潜在的生态平衡，从而引起菌群失调。人体肠道存在的有益菌双歧杆菌、乳酸杆菌等可以合成人体生长发育所必需的多种维生素如 B 族维生素里的维生素 B_1、维生素 B_2、维生素 B_6、维生素 B_{12} 及烟酸、泛酸、维生素 K 等，还可以利用蛋白质的残渣合成人体所需要的必需氨基酸：苯丙氨酸、天冬门氨酸、苏氨酸、缬氨酸等，参与蛋白质和糖类的代谢，促进镁、铁、锌的吸收。长期服用抗生素错杀了体内益生菌群，使得肠道功能异常，引起 B 族维生素和维生素 K 缺乏，抵抗力下降也可引起二重感染，如鹅口疮、急性出血性肠炎、伪膜性肠炎等。急性出血性肠炎主要是由于氨苄西林等半合成的青霉素引起的，伪膜性肠炎主要是林可霉素引起的。还有一些抗生素如新霉素、卡那霉素可以引起肠黏膜退变，导致吸收不良，在婴幼儿使用时可导致婴儿腹泻或是体重不增加等。

6. 抗生素的过敏反应

一般我们在使用青霉素、头孢菌素等类抗生素之前是要求做皮试的，3日未用或是更换了厂家或批号者也要重新做皮试。但往往会有漏网之鱼，过敏也时有发生。一般常见的抗生素过敏主要表现为皮疹、发烧、血管神经性水肿等，最危急的是过敏性休克，大约半数以上的患者在使用了能引起过敏的抗生素后5分钟内就会出现过敏性休克症状，先是皮肤潮红、瘙痒，继而出现大片的荨麻疹、喉头水肿、出汗、面色苍白，皮肤颜色改变、烦躁不安、意识不清、昏迷，如果不及时抢救可因喉头水肿、哮喘导致窒息死亡。所以在使用某些抗生素时一定要按规定做皮试，且选择在具备抢救设施的正规医院进行疾病治疗。

7. 抗生素的后遗效应

后遗效应是指停药后虽然体内药物浓度降低依然存在的药物作用。后遗效应持续的时间有长有短，短的可能一天之后就恢复了，长的会导致永久性器质性损害，链霉素引起的耳聋就是永久性的。还有一些抗生素还可以产生"致畸、致癌、致突变"——三致作用，用于治疗结核的利福平可以致畸，氯霉素、灰黄霉素则可以致突变、致癌，一些抗癌性的抗生素同样有这样的作用。

8. 双硫醒样反应

"双硫醒样反应"是在急诊科室经常会遇到的一种急症。病人如果服用了头孢类抗生素或是双胍类降糖药，再用了含有乙醇的药物或是饮用酒、含乙醇的饮料、食物甚至是用酒精进行皮肤消毒后都可引起此反应。一般在饮酒后5~10分钟即可发病，发病的严重程度与药量及饮酒多少成正比的。用的药物越多，饮的酒越多，反应就越大，而且平常酒量很小的人或是不会喝酒的人这种反应更严重。服药方式不同对反应时间和反应程度也有影响，如静脉给药后作用出现的快，"双硫仑样反应（也称双硫醒样反应）"出现的也快而严重。这主要是因为酒的主要成分乙醇，在体内代谢分解，首先需要氧化成乙醛，然后在肝细胞内进过乙醛脱氢酶的作用代谢成水和二氧化碳排出体外。而头孢类抗生素、双胍类降糖药恰恰能抑制乙醛脱氢酶的作用，使乙醛不能代谢，导致乙醛中毒，从而发生"双硫醒样反应"。"双硫醒样反应"发生在使用头孢菌素类抗生素的当天或是停药1周以内，主要出现腹痛、头痛、头晕、恶心呕吐、胸闷、面色潮红、视物模糊等，有的还会出现血压下降、神志不清、呼吸困难的情况，严重的会有心力衰竭、脑出血、惊厥、心肌和肝肾损害的症状。如果是儿童、年老体弱或是过敏体质的抢救不及时可导致死亡。

四、抗生素的安全分级

　　孕期用药主要是参考的美国制定的 FDA 孕期安全药物分级。根据动物实验和人类实验和应用数据的结果将药物分为 A、B、C、D、X 5 个等级，A、B 级的药物是孕妇可以放心使用的相对安全的药物，一般在动物实验显示安全且在人体试验中没有发现不良后果的药物，青霉素类、头孢菌素类就属于这一类。C 级虽然不能排除有危害，在必要情况下，益处大于潜在危险时可以平衡选择的药物。D 级药品只有在危及孕妇生命，其他药物都不能起到治疗作用的情况下才能使用，而 X 级药物是禁用的。

　　氨基糖苷类抗生素有耳毒性和肾毒性，孕期用药可导致新生儿发生听力障碍，肾脏功能损害。氯霉素可以通过胎盘在胎儿体内大量蓄积，引发新生儿呼吸不全、腹胀、全身发青等情况出现，也就是"灰婴综合征"。四环素可致牙齿变灰变黄也就我们平常说的是"四环素牙"，还会对胎儿的骨骼发育产生不良的影响。

　　孕妈妈一定不要自己随意选用抗生素，要到正规医院，征询专业医师的意见，谨慎使用抗生素，并在使用时一定要仔细阅读使用说明书，选择合适的给药时间，务必将药物对胎儿的影响降到最低，确保宝宝和妈妈的安全。

五、为什么会产生抗生素耐药性

　　所谓耐药性是指我们体内的某种细菌长期与抗生素接触后，对抗生素反应敏感的细菌多被杀灭，而少数菌株发生了基因突变、或产生耐药质粒等原因存活了下来，这些有耐药性的菌株大量繁殖，等到再次应用这种或这类抗生素的时候，对这种病菌起不到抑制或是杀灭的效果，这即是耐药菌的耐药性。主要是我们长期滥用抗生素造成的。

　　在我国滥用抗生素每天都在发生，我们的家里或多或少的都有预存使用的抗生素，一旦感冒就服用一种或是多种抗生素，其实大多数时候并不对症，大多数的感冒是因为感染了病毒只需抗病毒即可，部分后期继发细菌感染时才需使用抗生素；药店里的抗生素更是数不胜数，虽然按规定药店一般只可以卖非处方药即带有 OTC 标志的药物，如果要买处方药必须有有处方权的医生所开具出来的处方才能拿药，但现实是我们在街边或是我们家楼下的大药房里几乎可以买到我们想买的任何药物，有的时候店员还会给你推荐这个 ××× 药是我们新出来的药，治疗 ××× 效果非常好；在医院使用率也非常高，每一个科室、每间病房、每个医生都在使用抗生素，尤其是在外科、传染科等，有数据显示高达 80% 的病人在使用抗生素，高达 60% 左右的病人在联合使用 2 种或 2 种以上抗生素，这个数据大大高于国际 30% 的水平线，像大肠埃希菌等细菌对环丙沙星耐药性已居世界首位。抗生素耐药菌也已蔓延至世界各地，已经在日本、南非、法国等国家在进行淋病治疗的时候发现了对头孢菌素类抗生素耐药的病例，在部分国家碳青霉烯已经对一半以上的克雷伯氏肺炎杆菌感染导致的肺炎没有效力。

我们在使用抗生素治疗疾病的时候，同时也锻炼了细菌的耐药能力，当这些细菌及微生物将自己的耐药性反复传播，最终导致我们的抗生素不能再起作用的时候，我们就将再一次面临还没有发现青霉素之前的困境。

六、超级细菌

超级细菌不是指的一种而是一类临床上出现的多种耐药性细菌，感染了不同的细菌就会出现相应的细菌感染的表现，有的也可以在人体上造成毒疮和脓疮，甚至让人的肌肉逐渐坏死，最关键的是因为它对抗生素的耐药性，抗生素药物对它几乎不起作用，病人一旦感染超级菌，就会因可怕的炎症、高热、惊厥、昏迷直至死亡。超级细菌的可怕之处并不在于它的杀伤力对人多么的强大，而是它对普通杀菌药物——抗生素的抵抗能力，它不止对一种抗生素产生耐药性，而是很多种抗生素都对它束手无策。面对越来越强大的超级细菌，我们可能无药可用。

世界卫生组织发布了 12 种超级细菌的清单，包括碳青霉烯类药物耐药的鲍曼不动杆菌，碳青霉烯类药物耐药、产超广谱 β- 内酰胺酶（ESBL）肠杆菌科，碳青霉烯类药物耐药铜绿假单胞菌，万古霉素耐药粪肠球菌，甲氧西林耐药、万古霉素中介和耐药金黄色葡萄球菌，克拉霉素耐药幽门螺旋杆菌，氟喹诺酮类药物耐药弯曲菌属，氟喹诺酮类药物耐药沙门氏菌，头孢菌素耐药、氟喹诺酮类药物耐药淋病奈瑟菌，青霉素不敏感肺炎链球菌，氨苄西林耐药流感嗜血杆菌，氟喹诺酮类药物耐药志贺氏菌属。其中鲍氏不动杆菌、铜绿假单胞菌及数种肠杆菌拥有多重耐药性，被称为抗生素的"最后防线"的多黏菌素也已不起作用。对抗生素的研究和管理已经到了最迫切的时候。

七、合理使用抗生素

抗生素是一把双刃剑，科学合理地使用，可以抑制和杀灭微生物造福人类，使用不合理则要危及人类的健康。我们现在每天都生活在抗生素滥用的环境里，连食用的大量的肉食产品和水产品可能都被使用了抗生素，现在已经是不可回避、刻不容缓的时刻了，必须要对抗生素进行严格的、科学的管理，使抗生素的使用合理化。

1. 选择使用敏感的抗生素

不同疾病的致病微生物不同，对它敏感的抗生素也不同。在还没有明确致病菌之前，不要盲目使用抗生素。现在有科学的技术可以很快做好药敏试验，根据药敏试验的结果选择高度敏感的抗生素，而且一旦发现病菌对抗生素产生了耐药性，可以及时的换用其他比较敏感的抗菌药物。

2. 学会科学使用抗生素，包括时间、剂量、方法

使用抗生素一定要严格按照说明书厂家推荐的剂量使用，不可减量也不可随意的增加。量少起不到很好的作用，反而会引起细菌耐药，这也是如非必要不推荐用于预防疾病的原因。随意增加药物剂量会使得毒副反应增强，还会给以后的治疗增加难度，但当遇到急性传染病和严重感染时可以加大剂量、延长用药时间。一般性的传染病和感染症只要连续用药 3～5 天，症状消失后再用 1～2 天即可，一般不超过 1 周的时间，但也不要过早的停药或是换药。为了尽快达到治疗效果，还有一些药物在首次服用的时候药量加倍，可快速到达药物的有效浓度，不给病菌时间繁殖生长，起到抑菌杀菌的作用。

3. 联合用药要合理

一般情况下并不建议联合使用两种或多种抗生素，能用一种抗生素就可以治愈的绝不使用两种。并不像有一些人认为的使用的抗生素种类越多，作用就越强。联合用药若使用合理可以增强药效，若使用不合理可能会因为相互作用而产生一些物质不仅不能增强疗效，反而使疗效降低，使细菌对药物产生耐药性，且产生毒副反应或是毒副反应增强。

八、抗生素的使用误区

虽然滥用抗生素并非我们的本意，我们也只是想快速而有效地治愈疾病，但由于我们对抗生素的相关知识的匮乏，或多或少地陷入了一些使用抗生素的误区，有意或无意的导致了抗生素被滥用。

误区1：抗生素＝消炎药

我们回顾自身，有没有在吹了冷风感冒发烧、嗓子疼的时候一开始就吃阿莫西林，有没有牙一疼就会吃止痛药。我们笼统地将抗生素和消炎药混为一谈，我们到网上一搜，很多网站也说消炎药就是抗生素。其实，它们是两种不同的药物。消炎药是专门正对炎症治疗的药物，包括我们经常使用的阿司匹林、布洛芬等都属于消炎镇痛药物。而抗生素根本就不对炎症发挥直接作用，而是通过杀灭引起炎症的微生物起作用。很多人误认为抗生素可以治疗一切炎症，其实不然，抗生素对病毒引起的炎症就几乎没有什么效用，而且在病毒感染的时候若使用大量的抗生素会大量抑制和杀灭肠道内的有益菌群，引起菌群失调，降低身体抵抗力，给了致病菌以可乘之机。在生活中经常发生的病毒引起的炎症、过敏反应引起的接触性皮炎、药物性皮炎、局部软组织的瘀血、红肿、疼痛等并不适宜使用抗生素治疗，起不到效果还可能引发耐药性或过敏反应。

误区2：感冒就用抗生素

一般感冒常见原因有两个，即病毒感染和细菌感染。其中又以病毒感染引起的病毒性感冒最常见。抗生素对病毒并有很大的效用，一般不应该、也不需要应用抗生素。感冒是自限性疾病，一般1周内就可自愈，我们治疗的主要目的是减轻身体的痛苦。对乙酰氨基酚、布洛芬可解热镇痛，伪麻黄碱缓解鼻塞，抗组胺药减少打喷嚏和流鼻涕，只有当继发细菌感染，呼吸道分泌物中性粒细胞数量增加，并发鼻窦炎、中耳炎的时候才可适当的应用抗生素。

误区3：发烧就用抗生素

导致发烧的原因很多，细菌、病毒、支原体都可以致使发烧，并不是所有的发烧使用抗生素就有疗效。抗生素对治疗由细菌和部分其他微生物感染引起的炎症性发烧有疗效，但对病毒感染引起上感也就是我们通常所说的感冒一般效果不好。而我们一般的感冒大多是病毒感染，所以一感冒发烧就使用抗生素并不是明智的选择。即使是细菌感染引起的发烧也分为多种不同的类型，不能盲目地一概而论，一发烧就使用头孢菌素等抗生素。结合杆菌就是细菌的一种，它引发的结核病也可以引起发烧，如果没有确定致病菌就盲目地使用抗生素耽误了抗结核治疗的最好时机。所以最好还是在医生指导下用药。

误区4：广谱抗生素优于窄谱抗生素

抗生素使用的原则是能用窄谱的不用广谱，能用低级的不用高级的，使用一种抗生素就可治疗的疾病绝不用两种甚至多种抗生素；不是重度感染，如非必要决不联合使用抗生素。在病原微生物还没有明确时可以使用广谱抗生素，明确了致病菌之后最好使用对致病菌敏感的窄谱抗生素，否则容易增强细菌对抗生素的耐药性。

误区5：抗生素只选贵的，只要新的

每种抗生素都有自身的特性，优势劣势各不相同，它的价值并不体现在价格上。一般要根据患病不同，病原菌不同、个人体质差异选择适宜的抗生素进行疾病治疗。红霉素就是老牌的抗生素，价格很便宜，但它对军团菌和支原体感染的肺炎的疗效比价格非常高的碳青霉烯类的抗生素和三代头孢菌素的疗效还要好。而且越是老药使用时间越长，它的不良反应越明确，使用也越安全。新药相对来说更多是应用于对已有的抗生素已发生了耐药性之后的选择。只要使用老的抗生素有效果的还是用老的。

误区6：频繁更换抗生素

抗生素需在体内达到一定的浓度才会发挥疗效，有一个周期问题，如果使用某种抗生素的疗效暂时不好，就去换另一种的话，就好像我们小时候看的小猴子掰玉米的故事里的小猴子，丢了西瓜见了芝麻，得不偿失。使用一种抗生素没能达到应有的疗效，首先我们要做的是找到原因，是用药时间不够，还是给药的途径不恰当，还是身体的免疫功能状态的因素，找到原因，及时调整，疗效自然就上去了。频繁更换药物，不会达到提高疗效的目的，还会造成用药混乱，使细菌产生多种耐药性，可能会产生超级细菌。

误区7：一旦有效就停药

有的人觉得抗生素对身体不好，用的时间长还会产生耐药性，还会增加身体的毒副反应，不能多吃，只要一有疗效就停药。当然过量、过长时间的用药不好，但像这样一有疗效就停药，根本就不能达到治疗疾病的目的。抗生素有一个使用周期，必须到达并维持有效浓度才能够达到治病的效果，一有疗效就停，有残余的细菌可能趁机反弹，症状会反复发作，增加了药物对细菌的自然选择时间，也会使细菌对这种药物的耐药性增加。

抗生素并不可怕，可怕的是我们不能合理地使用它，大量抗生素的滥用，使得将来我们可以选择使用的抗生素会越来越少，我们能做的就是尽可能科学地使用抗生素，抗生素的耐药性是可以传播的，合理使用抗生素不是某一个人的事，而是大家共同需要努力的事情。

准妈妈们也并不用对抗生素谈虎色变，抗生素的种类千千万万，并不是每一种都会对胎儿产生危害。按照抗生素的药品安全分级，在备孕期、孕期注意抗生素的选择，将药物对宝宝和妈妈的影响降到最低。

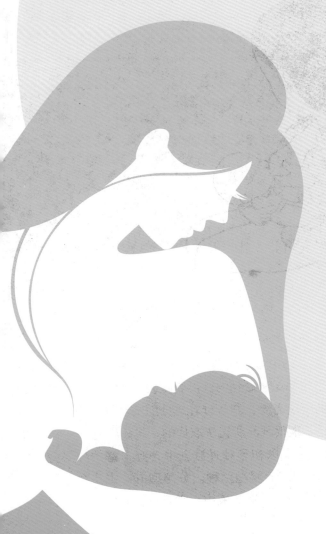

第三篇

哺乳期妈妈，慎用药

母乳是妈妈给宝宝最好的爱

　　母乳是宝宝健康生长与发育最适宜最理想的营养食品，特别是 6 个月以内宝宝生长发育需要的天然营养品，世界卫生组织驻华代表处高级官员蒂克·哈森用一句中国古话提醒中国家长："金水、银水不如妈妈的奶水。"母乳有那么珍贵吗，咱们一起看一下母乳对宝宝生长发育的到底有哪些好处，如何实现母乳喂养？

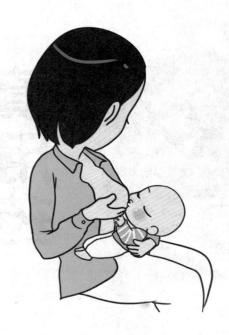

1. 母乳喂养的优点

　　（1）母乳含有最天然的丰富的营养成分。迄今为止，从母乳中检测出至少含有 400 多种营养物质，而配方奶中含有的营养物质仅 50 多种。母乳能够带给孩子的营养是任何配方奶粉都无法做到的。母乳蛋白质中，乳蛋白和酪蛋白的比例，最适合刚出生的宝宝需要，并且母乳成分随宝宝月龄增加而变化，以适应宝宝的需求，也是其他代乳品所无法取代的。

　　（2）母乳能增强宝宝抗病能力。因初乳和过渡乳中含有丰富的分泌型IgA（IgA 按其免疫功能分为血清型及分泌型两种。分泌型 IgA 主要存在于初乳、唾液、泪液、鼻和支气管分泌液、胃肠液中。它是机体黏膜局部抗感染的主要抗体，由于不能通过胎盘屏障，所以新生儿血清中无 IgA 抗体，但可从母乳中获得分泌型 IgA。新生儿出生 4～6 个月后，血中可出现 IgA，以后逐渐升高，到青少年期达到高峰），能增强宝宝呼吸道抵抗力；母乳中溶菌素高，巨噬细胞多，可以直接灭菌；母乳中的乳糖有助于乳酸杆菌、双歧杆菌生长，乳铁蛋白含量也多，能够有效地抑制大肠杆菌的生长和活性，保护肠黏膜，使黏膜免受细菌侵犯，增强胃肠道的抵抗力。

（3）母乳中的半胱氨酸和氨基牛磺酸的成分都较高，有利于宝宝大脑生长，促进智力发育。吸吮的运动对语言能力的发展也有促进作用。

（4）母乳喂养使新生宝宝得到更多的母爱，有利于增强宝宝与妈妈的感情，并增加宝宝的安全感，也为宝宝的情商培养奠定基础，有利于成年后建立良好的人际关系。

（5）有研究表明，吃母乳的宝宝，成年以后患心血管疾病、糖尿病的几率要比未吃母乳者少得多，而且母乳还能大幅度降低孩子的过敏风险。

总上，母乳喂养是确保宝宝健康和生存的最有效措施之一，世界卫生组织积极促进母乳喂养，认为这是宝宝的最佳营养来源。因此世界卫生组织建议产后立即喂奶，纯母乳喂养直到 6 个月。有条件继续母乳喂养至 2 岁或更长时间，同时要补充其他适当的食物。

2. 如何实现母乳喂养

母乳是宝宝的第一天然食品，它为宝宝出生后最初几个月提供了所需的能量和营养素，并且在宝宝 1 岁前的后半年，母乳也满足了一半或更多的宝宝营养需要，而且在宝宝 2 岁的这一年中，母乳可提供 1/3 的营养。

为了使妈妈能够实现纯母乳喂养，世界卫生组织和联合国儿童基金会建议：

在宝宝出生前，要多学习母乳喂养的知识，提前做好哺乳的准备工作。怀孕 6～7 月的时候，乳头上开始出现分泌物。这时，如果每天用温水和干净的毛巾擦洗乳头、乳晕，同时注意把乳头上积聚的分泌物结痂擦洗干净，然后涂一层油脂，会使乳房皮肤逐渐坚韧起来，这样可以增强皮肤接受刺激的能力。如果乳头内陷，有可能会造成产后哺乳困难，应及早向医生请教矫正内陷或扁平乳头的有效方法。最好选用较宽松、质地好（纯棉）、可调节的胸罩，因过紧会影响乳腺发育或使胸罩上的纤毛阻塞乳腺管。睡觉时要取下胸罩，有利于乳腺的血液循环。

分娩后尽早开奶。在宝宝出生的头 1 个小时里就开始母乳喂养。出生后最好立即皮肤接触，让妈妈接触乳头。虽然妈妈可能身心疲惫，乳房也不感到胀，但一定要及早让宝宝吸吮乳房，以免失去最佳时机。

母乳喂养的妈妈需要更多的休息、大量健康的食物和水分。要想乳汁分泌旺盛并营养成分优良，妈妈的热量及对营养素的需要也相对增加，可以少食多餐。多喝水补充足够的水分，要特别注意不要多喝一些能催乳的汤类，如炖排骨汤、炖鸡汤、炖猪蹄等。

在喂奶的过程中，要选择舒适、安静的环境，妈妈要放松，宝宝不能哭闹，并采用正确的哺乳姿势。妈妈要选择舒适的坐位，把宝宝身体靠近自己，身体朝向妈妈面部正对乳房，妈妈用手掌托住乳房，用乳头刺激宝宝口周皮肤，待宝宝张嘴时，趁势把乳头和乳晕一起送入宝宝的嘴里，让宝宝含住乳头和大部分乳晕。如果只让宝宝叼住乳头吸吮是很难得到乳汁的，而且宝宝为得到乳汁会拼命去吸吮乳头，妈妈会感到钻心的疼痛，乳头也容易被宝宝吮破；宝宝停止吸吮时，妈妈要用食指轻轻按压宝宝紧闭的下唇，让空气进入口腔消除负压，一定不要在强负压情况下将乳头强行拉出，会使乳头破损。并挤少量的乳汁均匀地涂抹在乳头上，以保护乳头。

在前 6 个月，最好纯母乳喂养，即宝宝除了母乳外不会有任何其他的食物或饮料，甚至是水。在需要时进行母乳喂养，也就是当宝宝需要时，不管是白天或是晚上，也不需要使用瓶子、橡皮奶头或安慰奶嘴。

3. 母乳喂养的注意事项

选择正确的喂养姿势，可以帮助宝宝衔乳，有利于吮吸，预防乳腺炎。

保持心情愉快：母乳喂养是轻松愉快的过程，是非常重要的亲子时间，妈妈要以轻松的心情喂奶。如果妈妈在精神上有负担或者心情很紧张，都会影响乳汁的分泌。

不要丢弃初乳：产后 5 天内分泌的乳汁称为初乳。有些妈妈认为初乳是"脏"的，或认为初乳没有营养价值，挤掉丢弃了，这很可惜。其实初乳是营养的精华所在，富含最高的人体免疫因子和生长因子，能够增强宝宝的免疫力，促进宝宝的发育。因此产后 5 天内应当随饿随喂，尽量多给宝宝补充。

哺乳期用药要注意的问题

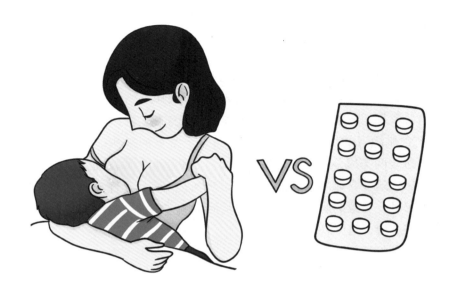

1. 哺乳期用药的基本原则

母乳对新生宝宝来说的确是最重要的营养源，现在都在大力提倡母乳喂养，但当处于哺乳期的新妈妈们患有某些疾病时常常需要服用各种药物，如镇定剂、抗生素等，很多人都疑惑服用药物的话会不会影响到宝宝的健康？哺乳期新妈妈们在用药方面都需要注意哪些方面？

一般说来，在哺乳期服用的大多数药物会扩散到血液中，进而扩散到妈妈乳汁中的，为此哺乳期用药需要格外谨慎。但由于药物的分子大小、酸碱性以及和蛋白结合的情况不同，在血液和乳汁中的浓度都不尽相同，另外，药物在乳汁中的浓度还取决于妈妈分泌乳汁的量，因此，坚持合理的用药原则，可避免药物对宝宝的身体造成更大的损害。

哺乳期妈妈用药原则：一是明确是否必须用药，尽量避免因哺乳期用药对宝宝造成的伤害；二是选用进入乳汁最少、对宝宝产生影响最小的药物。因宝宝的组织器官及生理功能尚未发育成熟，机体对药物的解毒和排毒能力较差，易出现毒性反应甚至特殊反应；三是应注意用药和哺乳的时间间隔。

一般采取哺乳后立即用药，与下一次哺乳至少间隔 4 小时以上，当使用的药量过大、疗程较长或毒性较大的药物时，为防止对宝宝产生不良影响，应停止哺乳。另外，哺乳期妈妈用药时，如果宝宝的哺乳行为发生了改变，不一定是毒性发生了，就像改变了母亲的饮食一样，药物也可改变母乳的特性（如味道、气味等），从而拒绝哺乳。

2. 幸福新妈妈必须远离的药物

药物经乳汁排泄是哺乳期所特有的药物排泄途径，几乎所有的药物都能扩散进入乳汁，只是多少不同而已，乳汁中的药物可对宝宝产生不良影响。下面看看哺乳期妈妈最好不用或绝对不能使用的药物有哪些？

（1）含雌激素的口服避孕药：国内市场上常见的避孕药多为复方避孕药，通常包含两类成分：孕激素和雌激素，如优思明、妈富隆等。哺乳期应尽量避免服用这些含雌激素的避孕药，虽对乳儿无直接毒性反应，但长期服用会抑制泌乳，导致妈妈产奶量减少，从而影响宝宝的营养。不过，只含有孕激素的避孕药，是可以使用的。

（2）某些抗感染药：大部分抗生素及其他抗菌药都可通过乳汁分泌，只是含量不同，可致宝宝过敏或中毒。

四环素类：这类抗生素包括四环素、金霉素、多西环素（又称强力霉素）、米诺环素（又称美满霉素）等，均可以进入乳汁，若哺乳期妈妈长期服用，会影响骨骼和牙齿的生长，有导致宝宝以后出现四环素牙的风险。

氨基糖苷类：这类抗生素临床常用的有：庆大霉素、链霉素、卡那霉素、丁胺卡那霉素等。一项研究发现，如哺乳期的妈妈肌肉注射庆大霉素后，刚出生的宝宝可吸收绝大部分的庆大霉素，而由于宝宝肾脏功能发育还不完善排出少，会在宝宝体内大量蓄积，损害肾、听力等。而卡那霉素、链霉素对听力的损害更大。哺乳期的妈妈是禁止使用这些药物的。

喹诺酮类：氧氟沙星等可通过乳汁分泌，宝宝哺乳后会影响其骨骼的生长。动物实验证实，在幼儿生长发育过程中，喹诺酮类药物会不可逆地破坏幼儿关节软骨的生长，因此哺乳期应禁用喹诺酮类药物。对有些难治性的感染，如果确实需要本类药物，选用环丙沙星可相对安全。

抗病毒药：利巴韦林也叫病毒唑，是临床常用的抗病毒药，在孕期使用有明确的致畸作用，在哺乳期使用的安全性也没有临床数据支持，而且此药从身体完全清除甚至需要几周的时间，哺乳期妈妈应避免使用。

其他：氯霉素有引起骨髓抑制和灰婴综合征的潜在危险；异烟肼导致宝

宝肝损伤。酮康唑、氟康唑在乳汁中药物浓度与血药浓度相近，有可能对乳儿造成损害，对于含这类药物的外用制剂，哺乳期妈妈在使用时也应慎重考虑。

（3）抗甲状腺药：患有甲亢的妈妈在服用抗甲状腺药如甲硫氧嘧啶时，因它特别容易通过乳汁分泌抑制宝宝的甲状腺功能，影响生长发育，哺乳期的妈妈应禁用。丙硫氧嘧啶是哺乳期间治疗甲亢的首选药，若妈妈需持续用药或需高剂量治疗时，为保证宝宝的健康，最好在服药 3 周后对其宝宝的甲状腺功能进行检测。

（4）放射性核素：如果哺乳期的妈妈需要使用放射性的物质（大部分是锝或碘同位素）进行诊断或用于治疗时，应该被推迟到母乳喂养结束再使用，因为它们在乳母体内的完全消除掉需要很长的时间。如果不能延迟治疗的话，母乳喂养应根据同位素的使用情况和剂量中断哺乳。

（5）联合使用几种精神类或抗癫痫药：哺乳期新妈妈在单一使用巴比妥类、氯硝西泮或者乙琥胺进行抗癫痫治疗时，需要根据个人情况决定是否哺乳，并且对宝宝进行细致观察，看是否出现弱吸吮、呕吐、疲倦等情况，如果出现上述迹象，应中断哺乳；若使用巴比妥类、氯硝西泮或者乙琥胺的混合疗法时不可母乳喂养。因巴比妥类、氯硝西泮，这类药物易进入乳汁，常可引起宝宝嗜睡、体重下降，甚至虚脱。

（6）含碘的造影剂、含碘的祛痰药及大量含碘的消毒剂。

含碘的造影剂：当哺乳期的妈妈服用了含碘的造影剂时，宝宝通过母乳吸入的游离碘的量显著高于需要补给的量，会抑制宝宝甲状腺的功能，影响宝宝的生长、发育。如果必须进行检查时，可选择超声、计算机体层扫描摄影术和磁共振成像术等，这些方法较含碘造影剂更加安全。如果哺乳期的妈妈必须要用含碘的造影剂，那么对于完全母乳喂养的宝宝来说，哺乳必须中断 24～48 小时，这期间可提前用奶泵泵出的乳汁喂养。

含碘的祛痰药：碘酸钾中的碘在乳汁中聚积到一定的量，也可影响宝宝甲状腺的发育及功能。

大量含碘的消毒剂：在哺乳期间，含碘的消毒剂只能用于小伤口，避免宝宝经母乳获得更多的碘，使宝宝体内的碘含量超标，也会抑制甲状腺的功能。据报道，有一个健康、足月、完全母乳喂养的宝宝，其母亲因使用了含碘仿的纱布治疗直肠周围脓肿，在 17 天时会检测出宝宝的甲状腺功能低下，这个宝宝接受了暂时性甲状腺素替代治疗后才逐渐恢复了甲状腺的功能。

（7）含有氨基比林的退烧药：氨基比林是去痛片、安痛定等这些药的有效成分，其主要功效是解热镇痛。目前国际上已普遍禁止使用含有氨基比林的药物，因为含有这个成分的药物极有可能在使用过程中产生严重的不良反应，如粒细胞缺乏症、自身免疫性溶血性贫血、再生障碍性贫血等，重者可致死；也可引起荨麻疹，重者可发生剥脱性皮炎、大疱表皮松解症。患有大疱表皮松解症的患者，皮肤会像薄纸一样脆弱，只要遭到轻微的碰撞或摩擦，皮肤和身体内部就会溃烂。而氨基比林容易通过乳汁分泌，宝宝哺乳后很可能出现上述严重不良反应，哺乳期妈妈是不能使用含有氨基比林的药物退烧的。

3. 哺乳期妈妈用药要足量足疗程

一位哺乳期的妈妈生病了，担心宝宝的健康，不敢用药，但又很痛苦，最后自作主张减少了用量，认为这样身体清除药物的速度就会快点，就能早一点继续哺乳。

其实患者服用药物的有效剂量是根据大量的临床试验数据得出来的，是非常精确的。患者随便增加或减少剂量都是不对的。若患者随意增加剂量，可能会因服用过量而中毒；若患者随意减少剂量，又可能达不到治疗效果，即使吃了药也可能白吃了。另外，治疗还需要足疗程。如青霉素治疗乳腺炎一般为 10 ~ 14 天，如果治疗过程中擅自停药，一方面因炎症治疗不彻底可能反复发作，另一方面易导致耐药菌的产生。

4. 不要滥用抗生素

因为体内的病菌与抗生素类药物反复接触后，它就会产生一些物质去阻止抗生素进入它的体内或者破坏抗生素结构，导致抗生素无法抑制或杀灭它，最终因感染无法控制而死亡。

严格控制和按规定使用抗生素尤为重要。

哺乳期发烧怎么办

25 岁的刘女士产后第 3 天开始发烧，每天上午发烧到 39℃ 左右，晚上体温逐渐恢复正常，已经连续 3 天了，她想知道怎么会发烧呢，还能继续哺乳吧，能吃些什么药?

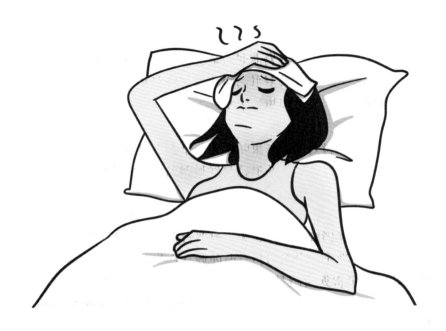

1. 什么是发烧

正常人体温一般为 36～37℃左右，但不同的个体和同一个体不同时间正常体温都略有差异，在 24 小时内下午的体温较早晨稍高，剧烈运动、劳动或进餐后体温也略有升高，但波动范围不超过 1℃。女性月经前及妊娠期体温略高于正常。

发烧也称为发热，发烧的分度按发烧的高低分为：37.3～38℃为低热，38.1～39℃为中等热度，39.1～41℃为高热，41℃以上为超高热。

2. 发烧的临床表现有哪些

具体来说发烧在临床上分为 3 个阶段，每个阶段临床表现不同：

（1）体温上升期：表现为疲乏无力、肌肉酸痛、面色苍白、无汗，皮温下降，怕冷或寒战。

（2）高热持续期：表现为颜面潮红、皮肤灼热、口唇干燥、呼吸脉搏增快、头晕头痛、食欲减退、全身不适、软弱无力、尿量减少。特别是当体温处于超高热时，机体的代谢加快，耗氧量大大增加，能量消耗也增多，中枢神经系统兴奋性过高，出现抽搐、呼吸、心跳增快，甚至呼吸循环衰竭；并可损伤肝肾功能，特别是原有肝、肾功能不好的病人可发生肝、肾功能衰竭等。此期对人体的危害性极大，若治疗不及时，可致死亡。

（3）退热期（体温下降期）：表现为大量出汗和皮温降低。体温逐渐降至正常水平。

3. 哺乳期发烧的原因及特点

哺乳期发烧常见病因有感冒、急性乳腺炎、产褥期感染或泌尿系感染等。

（1）感冒：感冒是一种发病率非常高的呼吸道疾病。感冒病毒经由飞沫和空气传播，我们每时每刻都在与这些病毒接触，尤其是在流感高发的秋冬季节。如果正好碰到身体状况不佳、抵抗力较弱时，就易患上感冒。新妈妈就是属于这样一类人群。产后新妈妈生产过程很辛苦，产后体质虚弱、免疫力降低，很容易患上感冒。如产后新妈妈发烧伴有头痛、鼻塞、咳嗽、流涕及咽喉痛等症状多是伤风感冒引起的。

（2）急性乳腺炎：产后新妈妈如果过多的乳汁流不出来，淤积成块在乳腺管内，若此时宝宝吸吮时损伤了乳头，病原菌就会逆流入到乳腺管内生长繁殖，引起乳腺发炎。发炎部位会出现红肿热痛，同时妈妈的体温也会升高，反复发烧。

（3）产褥期感染：产褥期（产后6周内）感染，即俗称的"月子病"。它广义上是指生殖器感染性疾病，凡是新妈妈在产褥期中由生殖器官被感染而引起的一切炎症，统称为产褥感染或产褥热。因为期间，产后新妈妈的身体比较虚弱，病原菌很容易从生产过程中损伤的部位侵入，进入子宫内膜、子宫肌、子宫旁的组织、腹膜，最后侵入到血液，若治疗不及时，可引起败血症、中毒性休克，甚至肾功能障碍，危及生命。判断是否是产褥期发烧，可自己先观察下恶露（产后子宫经阴道的排出物），如发现恶露呈深红色且有恶臭，很可能是子宫发炎引起的发烧。

（4）其他：如泌尿系感染，其主要原因就在于妊娠期有较多的黄体激素（黄体酮）分泌，而黄体激素会松弛膀胱逼尿肌以及肾盂输尿管平滑肌，造成尿液滞留，甚至可致膀胱输尿管逆流。产后新妈妈会出现尿频、憋尿，此时产后新妈妈抵抗力又较弱，阴道细菌更易经尿道入侵发生泌尿系感染。若产后发烧伴有反射性的呕吐、腰痛、下腹痛及尿频、尿痛、尿急等膀胱刺激症状，一般是泌尿系感染所致。

4. 什么时候需要去医院

（1）感冒发烧：感冒症状一般会在一周之后慢慢自然痊愈。但是，像新妈妈这类抵抗力较弱的人患上感冒，不但对产后健康的恢复不利，还可能会影响宝宝的母乳喂养，甚至可能会引发支气管炎或肺炎等并发症，导致严重后果。如果产后新妈妈感冒后疲乏无力、食欲降低，还伴有高烧（大于39℃），这时应该停止母乳喂养，选择合适的药物，及时治疗，避免延误病情。需要注意的是，如果暂停了母乳喂养，为防止胀奶回乳还是要坚持把乳房中的乳汁尽量吸空，以保证今后乳汁能够持续分泌。

（2）急性乳腺炎：产后新妈妈如果遇到体温持续升高、局部红肿、疼痛严重时，就要到医院看医生，在医生的指导下使用抗生素治疗。详见"患了急性乳腺炎能哺乳吗"章节。

（3）产褥期感染。若生产后 3～4 天开始体温升高，重者出现高热、寒战，下腹痛及会阴切口处有红、肿、痛，恶露有臭味，血白细胞及中性粒细胞计数增多。可初步诊断为产褥期感染发烧。要立即就医治疗。

（4）泌尿道感染。由于泌尿道感染是由各种病原体（细菌、真菌、病毒等）入侵泌尿系统引起的疾病，一般是很难自愈的。因此，凡有不明发烧、腰酸、乏力轻度泌尿道症状者均应考虑本病的可能性，应尽早去医院就诊，通过反复检查尿常规及培养以寻找致病菌，确定治疗方案。

5. 哺乳期发烧如何预防

首先要多喝水，勤排尿，既补充液体，又可减少病菌在体内繁殖感染的机会；其次要加强营养、注意休息、保暖、居室要开窗通风、养成良好的卫生习惯、避免与有呼吸道感染的人接触等。另外，在处理恶露时要注意卫生，尤其是要保持会阴部的清洁，减少感染的机会。

6. 哺乳期发烧如何治疗

发烧只是一种症状，在退烧治疗同时需要针对引起发烧的病因给予积极的治疗，才是最好的解决方法。

物理降温：在体温没有超过 38.5℃时尽量选择物理降温的方法。多喝水，补充体液，如果出汗多可以喝口服补液盐预防脱水。保持室内在舒适的温度和湿度，注意室内通风。温水擦浴，用温水擦拭颈部、腋窝、腹股沟等处，可以有效帮助降温。

药物降温：当体温大于 38.5℃时则建议给予退烧药比如对乙酰氨基酚和布洛芬。对乙酰氨基酚解热作用较强而持久，正常剂量下相对安全有效，大剂量才对肝脏有损害，可作为退烧的首选药，一次 0.3～0.6g，每隔 4 小时 1次，或一日 4 次，一日量不超过 4g，用药不超过 3 天；布洛芬的退热作用强，对胃肠刺激性较轻，易于耐受，一次 0.2～0.4g，一日 3～4 次。

不要使用退烧针，现在的退烧针主要是复方氨基比林。复方氨基比林主要的成分就是氨基比林，氨基比林可引起胃黏膜损伤甚至胃溃疡出血、肝肾损伤、粒细胞减少，长期或大剂量使用本品应注意检查血象。但如体温超过40℃则可能引起头晕、惊厥、休克，甚至严重后遗症，故应及时就医。若是病毒感染引起的发烧，只用退烧药就可以了，若是合并细菌感染，或单纯细菌感染引起的发烧需要足量有效的抗生素和补液治疗等。

7. 发烧期间可哺乳吗

有不少人担心，发烧期间哺乳会影响宝宝的健康。其实发烧并不是哺乳的禁忌证。哺乳期发烧的新妈妈可以哺乳，因病原体不会经乳汁传播。但需要注意的是哺乳要以妈妈舒适为原则，当妈妈身体虚弱时，可暂停哺乳，等恢复健康继续哺乳。

总之，产后新妈妈体质、心理方面都需要充分的调养和休息，如果反复发烧或体温过高的话，除了及时就医外，更需要家人百倍的呵护，同时注意室内通风、保暖、清淡饮食、衣物干净卫生。

哺乳期感冒怎么办

刘女士的宝宝现在 2 个月大了，一直是母乳喂养。可最近两天，刘女士感觉全身酸痛、浑身发冷、流鼻水、打喷嚏、鼻塞，吃什么也没有食欲。刘女士想这是感冒了啊！感冒了怎么办啊，不能传染给宝宝，于是就断了奶，改为奶粉，让婆婆照看，自己去门诊治疗感冒了。

王女士的宝宝 3 个月了，母乳喂养，昨天晚上王女士连续打了几个喷嚏后就开始流鼻涕，头有点晕晕的，但没发烧，于是晚上就继续搂着宝宝睡觉了。但是早上起床后感觉宝宝好像没有精神，体温是正常的，这样是不是传染给宝宝了？

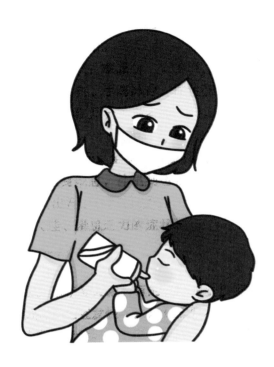

　　哺乳期妈妈感冒还能继续给宝宝喂奶吗？妈妈感冒会传染给宝宝吗？可以吃感冒药吗？吃感冒药期间还能继续给宝宝喂奶吗？吃药需要注意哪些问题呢？我想这些问题是大多数哺乳期妈妈们都比较关心的，下面我们就来分析一下。

1. 哺乳期感冒能继续给宝宝喂奶吗

　　感冒是哺乳期妈妈最常见的上呼吸道感染疾病，会出现打喷嚏、流鼻涕、鼻塞、咳嗽，甚至有的还会出现发烧、咽喉疼痛等症状。哺乳期妈妈感冒了是否可以继续母乳喂养，这是很多哺乳期妈妈比较关心的问题。大部分哺乳期妈妈会担心病毒通过乳汁传染给宝宝，因此一旦出现感冒症状会停止母乳喂养。但事实上，这种做法是不完全正确的。一般而言，感冒病毒不是通过乳汁传播到宝宝体内，而是通过染病者咳嗽或打喷嚏时产生的空气飞沫和微粒传播的，也就是说是通过呼吸道分泌物传播的。哺乳期妈妈感冒如果不伴有严重的高烧，只要给予恰当的处理，并不会影响哺乳期妈妈给宝宝喂母乳的，因此并不需要停止哺乳，相反此时继续哺乳还可以增强宝宝的抵抗力。这是因为感冒通常具有潜伏期，一般来说，潜伏期间家庭环境中就有病菌的存在了，当哺乳期妈妈的感冒出现症状时，宝宝早已经暴露在被传染的家庭环境之中多时，如果此时停止母乳喂养反而会增加宝宝患病的机会，而妈妈的乳汁中却已经产生了抗体，此时继续母乳喂养可让宝宝从母体乳汁中获取妈妈对疾病所产生的抗体形成一种保护作用，即可以增强宝宝的抵抗力，这反而有利于宝宝抵抗疾病的侵袭。

母乳是宝宝最理想的食物，它有助于降低宝宝一些常见疾病的发病率和频率，可减轻已感染的病情。如果哺乳期妈妈贸然中断哺乳不利于宝宝的生长发育，并还会影响到宝宝的心理发育，所以哺乳期妈妈在感冒期间可以继续母乳喂养，但需要注意的是，如果哺乳期的妈妈伴有严重的高烧即体温超过 39℃时，那么哺乳期妈妈需要暂停母乳喂养一两天。暂停哺乳期间需要把乳汁挤出来或者用吸奶器吸出来，以保证哺乳期妈妈的乳汁能持续分泌，等到体温降低后再进行哺乳。

2. 哺乳期妈妈感冒会不会传染给宝宝呢

感冒病毒是通过呼吸道传播的。哺乳期妈妈感冒的话，不排除会传染给宝宝的，因此还是需要引起注意的。但哺乳期妈妈也不必过分担心感冒病菌会传给宝宝而不敢喂奶，因为 6 个月内的宝宝本身就带有一定的免疫力。哺乳期妈妈在给宝宝喂奶的时候，最好戴上口罩，少对着宝宝呼吸，不要和宝宝过多的接触，尽量不要和宝宝一起睡觉，不要亲吻宝宝，宝宝吃的食物要分开存放。此外，要注意保持自己的卫生，勤洗手，勤换衣服，注意多饮水，补充体液，还要注意宝宝的卫生，同时注意卧室内的通风，可避免宝宝传染感冒。

3. 哺乳期妈妈感冒能吃药吗

哺乳期妈妈因为分娩时身体消耗了大量的体力，进入哺乳期后血气还没完全恢复，又加上抵抗力低下、生产后的忙碌以及天气的变化或者其他原因容易受到外来病毒的侵犯，诱发感冒。哺乳期妈妈发生了感冒可以服用感冒药吗？这是大多数哺乳期妈妈都比较关心的问题。

我们知道，为了能供应给宝宝足够的奶水，哺乳期妈妈的饮食跟普通的饮食是不一样的，但同时也有很多禁忌的食物，这是因为食物里面的大多数营养物质是通过母乳喂给孩子的。如果哺乳期妈妈食用了禁忌的食物，宝宝就会摄取食物里含有的不适宜成分，这是不利于宝宝的生长发育。药物跟食物一样，也是可通过哺乳期妈妈的乳汁进入宝宝体内，再加上很多药物对宝宝的生长发育有害，因此，导致大多数年轻的哺乳期妈妈一旦发生感冒都不敢吃药，恐怕药物的一些成分会通过乳汁进入宝宝体内，影响宝宝的正常发育。

哺乳期妈妈感冒是不是完全不能用药呢？不是的，哺乳期妈妈感冒是可以用药的。哺乳期妈妈用药是否对宝宝有影响，主要取决于药物的性质和其在乳汁中的浓度。一般只有少数的药物能够通过乳汁分泌，通常药物在乳汁中的含量很少会超过妈妈用药剂量的 2%，且其中仅有一部分会进入宝宝体内，所以在一般情况下，还不至于对宝宝造成明显的危害，只有极少数的药物会有肯定的危害，会影响到宝宝的生长发育。值得注意的是，感冒药的种类很多，哺乳期妈妈并不知道哪些感冒药或中药能用，哪些不能用，因此任何药物的应用，均应在儿科医生的指导下服用，千万不能擅自购买用药。还需要注意的是，为了保险起见，对于医生所开的药物，也一定要详细询问药物是否会对宝宝的生长发育有影响，以便哺乳期妈妈能够确定该不该吃。此外，哺乳期妈妈们应养成记录所服用的药物名称的习惯，以便需要时能明确地提供所服的药物名称，以评估药物对宝宝及哺乳是否造成影响及影响程度。

4. 哺乳期妈妈感冒如何治疗呢

（1）哺乳期轻度感冒的治疗：哺乳期妈妈仅仅是表现为打喷嚏、流鼻涕、鼻塞、咳嗽、咽喉不舒服，伴或不伴有低烧（37.5～37.9℃）等症状，则为轻度感冒。通常这种情况下，哺乳期妈妈的感冒往往不是很重，一般不需要用药，主要建议对症治疗，如鼻塞流涕，建议选用鼻腔喷雾器护理鼻子，若没有鼻腔喷雾器的话，也可以在保温茶杯内倒入 42℃左右的热水，将口和鼻部置入茶杯口内，对着热水进行深呼吸，不断吸入热蒸气，一日 3次，可缓解鼻塞；咽喉不舒服可以在饭前、饭后用淡盐水漱口。平时要让妈妈多喝水，通过多排尿可及时排除体内的毒素，有助于抵抗感冒病毒的侵袭。饮食则以清淡营养、容易消化为主，应适当多吃些富含维生素 C 的水果和蔬菜。宝宝居住的房间每天坚持开窗通风 2～3 次，每次 20～30 分钟，可保持室内空气的流畅，并可减少室内病菌的传染。如果哺乳期妈妈打算吃感冒药，可以选择一些较为安全的儿童也能使用的并对乳汁影响不是很大的药物，比如感冒清热冲剂、板蓝根、双黄连。在此期间，哺乳时妈妈要戴上双层口罩，不要随意亲吻宝宝，最好多让家人帮助照看孩子，妈妈除了喂奶时间外，少跟宝宝接触，同时妈妈自己也能有多点的时间睡眠休息，这样能更快地让妈妈康复。

（2）哺乳期严重感冒的治疗：若哺乳期妈妈对轻度感冒不重视或者因不

敢用药怕影响乳汁的分泌等情况下，导致打喷嚏、流鼻涕、鼻塞、咳嗽、咽喉部不舒服等轻度感冒症状加重，并伴有发高烧（39℃以上），则为严重感冒。此时不建议选用含多种成分的复方感冒药，如泰诺、白加黑。因为泰诺、白加黑中含有的药物成分苯海拉明、氯苯那敏、金刚烷胺可通过乳汁影响到宝宝，哺乳期妇女避免使用，所以不建议用于哺乳期妈妈感冒的治疗；此时建议要尽量选择单一成分的药品进行对症治疗，如选择药物对乙酰氨基酚、布洛芬进行退热，也不建议使用阿司匹林。因为对乙酰氨基酚分泌至乳汁中的浓度很低，乳汁中的药物浓度峰值约出现在服药后的 1～2 小时，当用药 100mg 时胎儿可以吸收的最大剂量约为母体的 1.85%，美国儿科协会将对乙酰氨基酚列为哺乳期适用的药物；布洛芬在乳汁中的分泌量也甚微，约为母体剂量的 0.0008%，美国儿科协会也将布洛芬列为哺乳期适用的药物；阿司匹林在乳汁中虽然有低浓度的分泌，但由于潜在的水杨酸毒性，美国儿科协会建议哺乳期慎用，因此哺乳期妈妈感冒伴有的高烧建议选用对乙酰氨基酚或布洛芬，不建议选用阿司匹林。对于发烧要注意不要逢热就退，因为发热（体温低于 38.5℃）本身也是一种防御反应。此外哺乳期感冒合并高烧时应在家卧床休息，保证充足的睡眠时间，便于体力恢复；还要多进食富含营养的流汁饮食，如面条、稀饭、牛奶，禁吃鸡蛋，要少食多餐，同时要每日多喝温开水，且不少于 500ml。

哺乳期妈妈感冒如果需要应用抗菌药物治疗时，要跟医生说明处于哺乳期，请医生给予不影响母乳喂养的药物。此时可建议使用青霉素类或头孢菌素类药物。青霉素类抗菌药仅有极少量进入乳汁，且在乳汁中的浓度低于母体血液中的浓度，对宝宝影响不大；头孢菌素类抗菌药进入乳汁中量也很少，不会对宝宝产生严重的危害，妈妈服药对宝宝也没有大的影响，因此哺乳期妈妈感冒合并细菌感染的时候可以使用。此外，建议妈妈最好在哺乳后就立即用药，并适当尽量延长下一次的哺乳时间，使得大部分药物能在这段时间内被母体清除，药物在乳汁中的浓度也相对较低，从而把对宝宝的影响降到最小。

综上所述可知，哺乳妈妈的感冒用药，除了少数药物有禁忌证外，一般对宝宝都是相对安全的。但是要注意，为了宝宝们的健康，哺乳期妈妈的用药还是要听从医生的建议，不要自己随意用药，以免给宝宝带来伤害。

5. 哺乳期妈妈感冒用药后能继续哺乳吗

哺乳期妈妈吃感冒药后，经胃肠道吸收到血液循环后，其中仅有 1%～

2% 的药物可通过乳汁进入宝宝体内，对宝宝一般不会产生不良危害，再加上在儿科医生指导下，哺乳期妈妈感冒应用的一般都是对宝宝相对安全的药物，因此哺乳期妈妈感冒用药后一般不必断奶。如果此时宝宝因被妈妈传染也有一点感冒症状的话，继续哺乳可使妈妈服用的药物也可通过乳汁转运给宝宝，比宝宝直接服用药物会更加安全些。但需要注意的是，如果哺乳期妈妈感冒必须服用一种对宝宝的安全性又未能得到证实的药物，此时应暂停母乳喂养而改用人工喂养；若哺乳期妈妈感冒不得已使用了禁用的不安全药物，如哺乳期妈妈因细菌感染引起的严重感冒伴高烧，不得不应用抗菌药物庆大霉素治疗时，而庆大霉素这种抗菌药物属于氨基糖苷类抗生素，会通过乳汁输送给宝宝影响宝宝的听力，可能会导致宝宝的听力下降甚至耳聋，此时也需暂停哺乳而改用人工喂养。

　　哺乳期妈妈吃了感冒用药要间隔多长间才能给宝宝喂奶呢？这也是很多妈妈们搞不清楚的问题。如果哺乳期妈妈感冒需要用药，而且是一种对宝宝比较安全的药物，那么妈妈应该在给宝宝哺乳后立刻服药，并且尽可能地推迟下次给宝宝哺乳的时间（最好是间隔 4 小时），以便最大程度减少宝宝通过乳汁吸入的药量。值得注意的是，禁用或安全性未能得到证实的药物用药结束后，哺乳期妈妈也是可以恢复哺乳的，只是恢复的时间是有讲究的。一般认为需要在用药结束后的第 5 个半衰期（半衰期是指血浆药物浓度下降一半所需要的时间）左右后恢复哺乳，此时药物就能基本从妈妈体内清除，即每个药物的清除时间等于半衰期乘以 5。如喹诺酮类抗菌药物左氧氟沙星，其半衰期是 6 个小时左右，因此用半衰期的数值 6 乘以 5 等于 30，可以算出服用一次左氧氟沙星后，经过 5 个半衰期的时间即 30 个小时左右后，可认为左氧氟沙星在体内基本清除完毕，哺乳期妈妈就可以恢复哺乳了。

　　哺乳期妈妈感冒用的药物对宝宝的是相对安全的，就算有的药物有一定的影响，也是一时的。因此，在没有明确定论哺乳期妈妈感冒所服用的药物对宝宝有影响时，不要轻易给宝宝停止母乳喂养。母乳是宝宝最理想的食品。

6. 哺乳期妈妈感冒的用药注意事项

　　（1）有自愈倾向的轻度感冒能不用药就不用药："是药三分毒"，轻度感冒一般多不严重，哺乳期妈妈平时通过多喝水，注意多休息，保持乐观心情多能自愈，因此有自愈倾向的感冒能不用药就不要用药。

　　（2）感冒需要用药时尽量选择哺乳期安全的药物，尽量避免不安全的药物。哺乳期妈妈感冒要服用的大多数药物可通过乳汁进入宝宝体内的，只是不同的药物通过乳汁进入宝宝体内的量有较大的差异，但通常药物在乳汁中的含量不会超过妈妈用药剂量的 2%，因而通过母乳进入宝宝体内的药量会非常小。尽管有的药物进入乳汁的浓度很低，但对于体质柔弱的宝宝来说，其代谢和排泄药物的功能发育尚不成熟，导致其消除药物的速度非常缓慢，如咖啡因，哺乳期妈妈清除一般不到 4 个小时，但新生儿却需要 80 个小时以上才能清除。由于新生儿对咖啡因的排泄能力特别低下，如果哺乳期妈妈不断的持续应用咖啡因这类药物，可导致宝宝体内存留的咖啡因蓄积增多，引起宝宝亢奋，容易发生吵闹等不安的情绪，将会对宝宝的健康成长带来一定的不良影响，故当哺乳期妈妈感冒用药时应尽量避免选择含咖啡因等一些不安全的药物。对于一些妈妈自己不能确定是否可以选用的药物要咨询医生，并一定要让医生知道你正处在哺乳期。如果哺乳期妈妈必须服用一些慎用的药物时，应在临床医师指导下用药，并需要密切观察宝宝的反应。

（3）用药时尽可能应用最小的有效剂量，不要随意加大或减少剂量。哺乳期妈妈用药时要遵循一个重要原则：既能有效地治疗哺乳期妈妈的感冒，又要尽可能地减少药物对宝宝的影响。药物要想发挥疗效必须要应用最小的有效剂量达到一个最小的有效浓度，否则服用时间再长也起不到治疗作用。当然也不能随意加大剂量，剂量过大会导致血药浓度过高，不仅母体会中毒，也会使药物通过乳汁进入宝宝体内过多，对宝宝造成一定的危害，因此哺乳期妈妈感冒用药时为了尽可能降低妈妈乳汁中的药物浓度，最好选用最小的有效剂量，不要随意增减药物的剂量。

（4）尽可能选择单一有效成分的药品，避免使用复方制剂。复方感冒药中含有的成分很多，而这些成分中很对药物对宝宝来说是禁忌的，如常用的复方感冒药感康（复方氨酚烷胺片），其组分为：每片中对乙酰基氨基酚 0.25g、盐酸金刚烷胺 0.1g、咖啡因 15mg、人工牛黄 10mg、马来酸氯苯那敏 2mg。其中金刚烷胺、咖啡因和氯苯那敏均可通过乳汁影响到宝宝，故哺乳期妈妈应避免选用复方制剂。

（5）尽可能选用疗效好、半衰期短的速效剂型药物，避免选用长效剂型。药物剂型通常分为速效剂型和长效剂型。以片剂为例，普通片通常都是速效剂型，大多需要一天吃 3 次药。缓／控释片通常为长效剂型，常规是一天吃 1 次药就可以。哺乳期妈妈请注意在选用感冒用药时，尽量使用半衰期为 1～3 小时的速效剂型药物。速效剂型药物在哺乳期妈妈体内停留的时间短，随乳汁进入宝宝体内的药量也会相对较少，对宝宝的危害相对就会小。如退烧药对乙酰氨基酚，其半衰期为 2 小时，进入乳汁的量只是少量，量少就不会对宝宝有危害。因此，哺乳期妈妈感冒用药时，应选择速释剂型，尽量避免选择缓 / 控释剂型，以防药物在妈妈体内停留的时间太长。

（6）服用感冒用药后调整哺乳时间。哺乳期妈妈最好在给宝宝哺乳后立即服用感冒用药为最佳时间，或者也可以在宝宝睡眠时间最长的一次（最好是间隔 4 小时）之前服用感冒用药，有利于更多药物被哺乳期妈妈排出体外，使得妈妈乳汁中的药物浓度达到最低，避开了所服用药物的血药浓度最高峰值。对于服用了安全性未确定或者禁忌药物后暂停母乳喂养的妈妈，应该在用药结束后的第 5 个半衰期左右（即每个药物的半衰期乘以 5）恢复哺乳。

哺乳期妈妈比宝宝更需要补钙

姜女士，孩子 5 个月，纯母乳喂养，最近姜女士晚上腿部明显不适，影响睡眠，脚指甲表面高低不平，询问这是妈妈缺钙的表现么？是否需要补钙？吃什么钙好？是否需要另外给宝宝补钙？

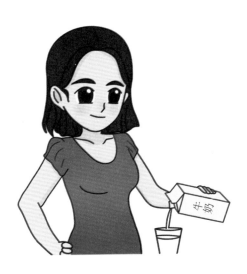

怀孕期间，为了满足准妈妈自己和胎儿的成长需要，大多数准妈妈都会做足了补充钙的功课。生完宝宝后，很多妈妈都全身心地投入到抚养宝宝的工作中，对宝宝可真是无微不至，总是担心宝宝会不会缺钙。事实上，宝宝在出生 6 个月内一般是不会缺钙的。2013 版的《中国居民膳食营养素参考摄入量》中建议 0 ~ 6 个月龄宝宝的钙摄入量是 200mg。通常，母乳中含钙量约为 35mg/100ml，0 ~ 6 个月的宝宝，在妈妈奶量充足的前提下，母乳中的钙是完全可以满足宝宝的需求，最容易缺钙的反而是哺乳期的妈妈们自己。所以需要关爱的不仅仅只是宝宝们，妈妈们也更要注意自己身体的状况，特别是缺钙的问题。因此在哺乳期内妈妈们再给宝宝补充钙质的同时也别忘了给自己补充钙质。

1. 为什么哺乳期妈妈更需要补钙

众所周知，母乳中含有丰富的营养物质和免疫活性物质，母乳喂养能使宝宝获得最天然、最珍贵、最理想的食物。但需要注意的是，虽然母乳喂养对宝宝有很大的益处，但由于哺乳期妈妈的生理发生了重大的变化，导致体内的一些营养元素也会流失，此时首当其冲的就是钙质。通常每 100ml 乳汁中大约含有 35mg 的钙元素，当哺乳期妈妈给孩子哺乳 1000ml 的乳汁时，那么妈妈体内的钙就会减少 300 ~ 400mg，当哺乳到 6 个月的时候大约要消耗妈妈体内骨骼中 4% ~ 6% 的钙。再加上哺乳期妈妈在分娩后体内的激素水平发生了一些变化，导致体内雌激素水平较低，而泌乳素的水平较高，因此在月经尚未恢复前，哺乳期妈妈的骨骼更新钙的能力也比较差，综上原因，就使得哺乳期妈妈更容易出现缺钙的问题。此外，妈妈在给宝宝哺乳期间，不管妈妈的血液中含有钙是多还是少，每天都必定会有一定量的钙通过乳汁传输给宝宝，以满足宝宝的营养生长需要。此时，如果哺乳期妈妈自己本身就摄取的钙不足，那么就会动用消耗妈妈自己骨骼中的钙用以制造乳汁供给宝宝，久而久之，不仅会对宝宝的生长发育产生不良影响，还会导致妈妈们很容易发生骨质疏松。

2. 母乳喂养会不会加速哺乳期妈妈的钙质流失，对妈妈的身体健康不利呢

母乳喂养可以保护妈妈和宝宝双方的健康。值得注意的是，哺乳期妈妈钙的流失是暂时的，母乳喂养不仅仅是只对宝宝有益处，还可保护哺乳期妈妈的健康。哺乳期妈妈分泌的乳汁钙含量会增加，使机体产生钙质代谢的改变，不仅会提高骨质对钙的吸收速率，而且还会提高肾脏对钙的重吸收率，此时哺乳期妈妈的身体在哺乳期也会尽力地保存钙质，并且肠道也会提高对

钙的吸收。妈妈给宝宝断奶后，妈妈骨骼获得的钙会比因哺乳而消耗的钙还要多，会使得妈妈比哺乳前拥有更健康的骨密度，因此，哺乳过的妈妈发生骨质疏松和骨折的可能性比从未哺乳过的妈妈要低，所以妈妈们大可放心地让你的宝宝享受你的母乳。

3. 哺乳期妈妈缺钙的表现

哺乳期妈妈缺钙的表现：钙是人体内最普遍的元素之一，是含量最多的一种无机盐，被称为"生命中的钢筋混凝土"。正常人体内钙的含量为1200～1400g，约占人体总体重的1.5%～2.0%，其中存在于骨骼和牙齿之中占99%。另外，存在于细胞外液、软组织和血液中1%的钙大多数呈离子状态，并与骨钙保持着动态平衡。机体内的钙，一方面构成了骨骼和牙齿，另一方面则参与了人体内的各种生理功能和代谢过程，可影响各个器官组织的活动，如钙与镁、钾、钠等离子保持了一定的比例，可使神经、肌肉保持正常的反应；钙能维持肌肉的收缩和神经冲动的传递；钙可以调节心脏的搏动，保持心脏连续交替的收缩和舒张；钙能刺激血小板，促使伤口上的血液凝结；在机体中，有许多种酶需要钙的激活，才能显示其活性。由此可见钙对于人体的代谢、细胞的功能、神经系统的运作、蛋白激素的合成等都起到了至关重要的作用。也就是说，若钙质在体内一旦不足，身体就无法正常运作，进而会引起各种各样的问题。由于钙质是维持生命安全的重要营养素，因此，人体血液里的钙离子浓度都必须时刻保持平衡。一旦体内血液里的钙离子浓度不足，机体就会直接从骨骼解析出钙来补充到血液中去。哺乳期妈妈由于还需要吸取自己骨骼中的钙用来制造乳汁来供应给宝宝，故会导致体内的钙质更加不足。大多数人都清楚钙质可确保骨骼、牙齿的强壮，可预防骨质疏松症。若是体内的钙质一旦不足了，尤其是哺乳期妈妈缺钙，就会很容易造成腿脚抽筋、腰酸背痛、关节疼痛、牙齿松动、骨质疏松等一系列症状。此时，若是哺乳期妈妈再不补充钙质，缺钙将会越来越严重，会导致妈妈分泌的乳汁减少，乳汁中的含钙量更会减少，将会直接影响到宝宝的生长发育。人体血液里的钙离子浓度必须时刻保持平衡。腿抽筋说明血液里可能短暂性缺钙了。

4. 哺乳期妈妈缺钙对宝宝的影响

由于哺乳期妈妈缺钙，乳汁中钙的含量就会减少，这会造成母乳喂养的宝宝钙摄入量不足，晚上经常出现啼哭不止、闹觉、睡觉不安稳。如果宝宝长时间的缺钙，还会导致宝宝骨骼出现畸形。下面我们就来具体聊聊哺乳期妈妈缺钙给宝宝带来的影响吧！

（1）宝宝易夜啼：夜啼是婴儿时期（婴儿时期是指从出生到满一周岁之间的一段时期）常见的一种睡眠障碍，指的是宝宝在白天的时候很正常，也检查不出什么其他疾病，一到了晚上却烦躁不安，哭个不停的情况，人们习惯上将这些宝宝称之为"夜啼郎"，而在中医上则称之为"小儿夜啼"。在过去，人们由于缺乏医学知识，认为宝宝夜啼，在外面贴上一张"天皇皇，地皇皇，我家有个夜哭郎……"的字条，孩子就会好转。很显然，这种方法是不会有效的。哭是宝宝的一种本能反应。刚出生的宝宝还不会说话，感到哪里不舒服的时候只能通过啼哭的形式来表达。当遇到宝宝"夜哭"的时候，妈妈们一定要仔细地观察，找出原因，针对原因去解决问题。引起宝宝夜哭的原因很多，如宝宝饿了、尿布湿了、室内空气不好、过冷或过热、口渴等原因都会使得宝宝在晚上啼哭不止，但这些都是正常的生理性啼哭。如果宝宝在夜间哭闹不止时，妈妈们已经排除了以上这些原因，又检查不出其他异常时，此时宝宝的啼哭就是因为缺钙了。如果宝宝摄入的钙量充足，夜啼的症状就会得到有效地控制了。

（2）宝宝易夜惊：6个月龄内的宝宝大脑神经系统是发育不成熟的，并且控制能力是较差的，此时，如果宝宝体内的钙质再不充足，睡觉时就很容易发生夜惊的现象，若是钙量充足，宝宝就会很少出现这样的情况了。

（3）宝宝易抽筋：妈妈们经常看到宝宝在睡觉时会不由自主地抽动一下，一般都会认为宝宝做噩梦吓着了，或者认为是宝宝在长身体发生的疼痛，俗称生长痛，但其实这是一种由缺钙引起的抽筋。若是宝宝发生了这种情况，则说明宝宝的体内钙质不足，妈妈们需要补钙了。

（4）宝宝易腹痛：腹痛是婴儿的一种常见症状，导致宝宝腹痛的原因很多，除了器质性疾病如肠套叠、肠梗阻等以外，最常见的则是功能性腹痛。年轻的哺乳期妈妈们经常会遇到宝宝总是莫名其妙地阵阵大哭，并且晚上多见这样一个令人头痛的状况。由于宝宝不能用语言来表达自己身体的不适感，所以腹痛时则多表现为毫无原因的啼哭。宝宝在哭闹的时候往往紧握双拳，屈曲两腿，颜面发红，轻度腹胀，并且还可听到较响的肠鸣音。但当宝宝肛门排气后，哭闹就会明显地好转。妈妈喂乳也可使宝宝哭闹暂停，但过后会哭闹更加厉害。疼痛往往会持续一段时间后就自行缓解，可没过几天就又会发作，甚至有时候一天会发作多次。这种令年轻爸爸妈妈们一筹莫展的腹痛，在医学上就称为"功能性腹痛"。根据最新的研究表明，缺钙是导致功能性腹痛产生的主要原因。宝宝缺钙会导致神经兴奋性增加，使得肠道过度收缩发生痉挛而引发腹痛。由此可见，补钙则能治疗缓解功能性腹痛。

（5）宝宝湿疹：婴幼儿湿疹，又称"奶癣"，是婴幼儿时期比较常见的一种皮肤病，大多会在宝宝生后 1 ~ 3 个月起病，6 个月以后会逐渐地减轻，2 岁以后大多数宝宝会逐渐自愈，极少部分的患儿会延至幼儿或儿童期。婴幼儿湿疹，大多发生在头面部，如面颊部、额部、眉间和头部，以后会逐渐向颏部、颈部、肩部、背部、臀部、四肢蔓延，甚至可发展到全身。婴幼儿湿疹开始时多为散在的或群集的粟粒大小的丘疹、红斑或小水疱，逐渐增多并融合成片。宝宝因瘙痒常烦躁不安，夜间哭闹而影响睡眠。婴幼儿湿疹的发病原因比较复杂，其发病与多种内外因素有关，有时很难明确具体的病因。但近年来的研究认为，血管低钙性痉挛、局部供血不足会引起皮肤粗糙、皮疹、皮屑多。而钙具有降低血管通透性和抗炎的作用，所以钙剂的补充在治疗湿疹方面具有其他药物达不到的功能。因此，哺乳期妈妈的补钙对预防宝宝湿疹显得尤为重要。

（6）宝宝乳牙萌出过迟：一般来说，宝宝会在 4 个月到 10 个月之间长出新牙的，但早的也有 3 个月出牙的，晚的也有 1 岁才长出新牙的。但宝宝只要在出生后的 1 年内萌出第 1 颗乳牙的均属是正常的范围。如果宝宝超过 1 周岁，甚至 1 岁半后仍未长出第 1 颗乳牙，超过 3 周岁乳牙尚未全部萌出的称为乳牙迟萌。乳牙晚出的原因比较多，其中缺钙也是导致乳牙晚出的原因之一。因此，若是哺乳期妈妈能及时补好钙，则能减少宝宝乳牙萌出过迟的几率。

（7）宝宝喉喘鸣：喉喘鸣，医学上又称为喉软骨软化病，是指出生时或出生后数周内宝宝呼吸时发出"呼噜呼噜"的喘鸣声。这主要是由于妊娠期营养不良，胎儿在母体内缺钙致使喉软骨发育不良造成的。如果孕期妈妈们及时补钙，就能减少这一病症发生的几率。但若是宝宝一旦发生了喉喘鸣，宝爸宝妈们要让宝宝多晒太阳，多做户外活动，及时给宝宝补充钙和维生素 D，喉鸣大多会在 3 ~ 6 个月后消失。对于这种疾病宝爸宝妈们也不要害怕，因为随着宝宝年龄的增长，其喉软骨也会发育好的，这种声音绝大多数孩子在 2 岁左右就会消失。

（8）宝宝易患佝偻病：佝偻病即维生素 D 缺乏性佝偻病，是由于维生素 D 不足，引起体内的钙、磷代谢紊乱，钙盐不能正常沉积于骨骼的生长部位，导致骨骼发生病变的一种慢性营养缺乏性疾病。主要见于婴幼儿，特别是 3 ~ 18 月龄。患儿在 6 个月以内，特别是 3 个月以内，多为神经兴奋性增高的表现，如夜啼、易激惹、多汗等。当宝宝病情继续加重时，可出现颅骨软化、方颅、肋骨串珠、手足镯、"鸡胸样"畸形、严重的膝内翻（"O"形）或膝外翻（"X"形）下肢畸形等。哺乳期妈妈母乳中钙磷的比例为 2∶1，此时钙的吸收率高，对防治佝偻病是有一定的作用。但当哺乳期妈妈体内缺钙，导致乳汁中钙的含量降低，钙磷比例失调，致使宝宝从母乳中吸收的钙含量降低，从而易患佝偻病。由此可见，哺乳期妈妈合理补钙有利于宝宝预防佝偻病。

5. 哺乳期妈妈如何补钙呢

哺乳期妈妈无论自身体内有多少的钙，每次哺乳时都会将自己体中一定量的钙通过乳汁传输给宝宝，用来满足宝宝的营养。若是哺乳期妈妈长期钙量摄入不足，不仅妈妈本身会很容易诱发骨质疏松，还会影响宝宝的生长发育。因此，哺乳期妈妈补钙尤为重要！哺乳期妈妈如何补充钙呢？根据营养学会建议，每人每天应摄入 800mg 的钙，但哺乳期妈妈因为处于特殊的生理时期，所需钙量要高于常人，为每日 1000 ~ 1200mg。而通过全国营养调查表明，我国人均每日膳食钙质的摄入量仅为 389mg，所以哺乳期妈妈每日需要额外补充 611 ~ 811mg 的钙质，以保证哺乳期妈妈自身骨骼、牙齿的健康和宝宝的健康发育。因此，哺乳期妈妈除通过食补补充钙质外，还需要通过药补双管齐下来确保获得充足的钙。

（1）食补：食补不会有像药物一样的副作用，是目前最好的补钙方法。哺乳期妈妈可以多吃一些奶类及奶制品、豆类及豆制品、海带、虾皮、鱼类、骨头汤等含钙量高的食物，少吃影响钙吸收的食物。

牛乳、羊乳及其乳制品是比较好的奶制品。通常 100ml 的牛奶中含有钙剂 100mg，不仅含量丰富，而且吸收率也高。目前世界人均奶制品年占有量为 105kg，其中美国为 170kg，日本为 80kg，而我国居民却只有 6.6kg。专家们指出，解决我国人体钙营养不良的最经济有效的方法之一就是增加牛奶的摄入量。根据我国目前的饮食习惯，建议哺乳期妈妈每天至少喝奶 250ml，用来补充妈妈乳汁中所需要的 300mg 的优质钙。若是哺乳期妈妈对乳糖不耐受，则可适量饮用酸奶。哺乳期妈妈什么时候喝牛奶补钙效果最好呢？建议妈妈们在临睡觉前喝牛奶。牛奶中的钙在餐后 3 ~ 5 小时由肠道吸收到血液中去，其中一部分钙会从血液转入尿液中，然后由尿中排出。而在夜间入睡后空腹时排的尿钙则几乎完全来自妈妈的骨钙，因此哺乳期妈妈临睡前喝牛奶吸收的钙会相对较高，并且临睡前喝牛奶还能改善妈妈的失眠。

豆类及豆制品中含钙量很高，尤其是黑豆、黄豆、青豆、豆腐、豆浆等。通常100g豆腐中含钙高达300mg，100g豆浆中含40mg的钙，且大豆制品中含有的植物激素对防治骨质疏松也有很好的作用。此外，豆腐在点卤过程中加入的一些电解质，会使蛋白质沉淀，对骨质也是有益的。因此，哺乳期妈妈每天的饮食要多选用豆类或豆制品，一般来说哺乳期妈妈每天摄取100g左右的豆制品，就可以摄取到钙100mg。同时，建议哺乳期妈妈再多吃一些芝麻或芝麻酱、乳酪、海米、西兰花及甘蓝等，可保证钙的摄取量至少能达到800mg。

海带和虾皮也是含钙量很高的海产品，通常100g虾皮含钙量达2000mg。鱼类特别是海鱼中钙和蛋白质相结合更有利于钙的消化和吸收。加工后的鱼制品或罐头，甚至有的鱼骨也是可以食用的，更是含钙量比较丰富的食品。动物骨头中80%以上都是钙，可以事先敲碎加醋后用文火慢煮煲汤喝也是可以帮助吸收钙质的。此外，蛋类、紫菜、核桃、杏仁、黑木耳、柑橘、香菇及部分蔬菜等食物含钙也比较丰富，建议哺乳期妈妈多选择性地食用。英国Surrey大学最新研究表明，妇女经常吃水果青菜，其骨质密度会比较高，推论可能和水果中丰富的钾、锌和镁等微量矿物质元素及维生素C促进钙的吸收有关。故哺乳期妈妈多吃水果可辅助钙质被人体有效的利用而达到补钙的目的。

（2）药补

若是哺乳期妈妈缺钙比较严重，单纯靠食物补钙往往是跟不上的，此时妈妈就需要适当的补充钙剂了。

1）哺乳期妈妈要正确选择补钙产品：首先，哺乳期妈妈要查看钙剂的批号，是否有批准文号。其次，哺乳期妈妈要了解钙剂所含的成分。目前市场上的补钙产品以碳酸钙、乳酸钙、葡萄糖酸钙和柠檬酸钙等成分居多。妈妈们在服用钙剂时，要注意不同的钙剂其钙含量不同，吸收的钙量也是不同的。有资料研究表明，碳酸钙含钙量约为40%、醋酸钙29%、柠檬酸钙21%、磷酸氢钙15%、乳酸钙13%、葡萄糖酸钙9%。目前国内外的研究结果表明，碳酸钙制剂的效果价格比是最佳的。因此，建议哺乳期妈妈应该选择含钙量高、价格相对低的碳酸钙产品，如迪巧。最后，哺乳期妈妈要根据自己的实际情况选择合适剂量的钙剂。需要注意的是，目前补钙产品中钙元素的含量是有很大的差异，少则每片含25mg钙，多则含500~600mg钙，所以哺乳期妈妈应结合自己的实际需要量来选择合适剂量的钙剂。全国营养调查表明，哺乳期妈妈每日需要额外补充 611～811mg 的钙质。但由于每个人吸收食物中的钙量是不同的，我们不能完全准确地确定好吸收量，所以必要时最好在医生的指导下适当补充钙制剂，这样便可清楚自己补钙是否充足了。哺乳期妈妈补钙虽然很重要，但是也是有一定的要求的，不是说补得越多越好。哺乳期妈妈每天摄入的钙量是不能超过 2500mg。若是钙摄入得过多了，很可能会引起厌食、恶心、便秘、关节痛、肌痛、无力、多尿和结石等高钙血症的表现。

2）哺乳期妈妈补钙的注意事项

①最好不要在空腹时补充钙剂：各种钙剂口服给药时，其中的钙首先需要在人体胃内的胃酸作用下解离成钙离子，才能被人体吸收利用，食物中钙的吸收同样也是需要胃酸的。若是没有胃酸的分解消化，钙就不能很好地被机体吸收利用。而食物是引起胃液分泌的生理性刺激物，故当口腔摄入食物开始咀嚼时，胃壁细胞就开始准备分泌大量的胃酸了。胃酸除了可以解离各种钙剂中的钙和食物中的钙外，还会对碱性强的钙剂进行酸碱中和作用，从而可以减轻强碱性钙剂对胃黏膜的刺激。因此空腹时不宜补钙，否则吸收效果会不佳。

②不要将食物与钙剂混在一起食用：有的食物中含有较多的草酸和纤维素如菠菜、苋菜、茭白、菜花、韭菜等蔬菜，若是在补钙的同时大量食用这一类蔬菜，它们可与钙离子结合成不溶性的钙盐，而排出体外，此时机体不仅不能有效地达到补钙目的，反而会使机体中原有的钙也被消耗了；有的食品中含磷酸盐过多如海鲜类、豆类等，会与钙结合形成沉淀，并排出体外，不仅影响了钙的吸收，还使机体保留钙的能力下降；有的食物中脂肪含量高如肥猪肉，当食物中的脂肪消化吸收不良时，未吸收的脂肪可与钙结合形成钙皂，并随着粪便排出体外，也会影响钙的吸收。此外，饮食中盐的量也会影响钙的吸收，当盐的摄入量越多时，体内钙的吸收就会越差，而钙从尿中排出量却会越多。研究表明，当把绝经后妇女每日摄入的盐量由 10.6g 减少至 4.4g 时，体内钙的排出量也会大大地降低，且骨密度也会明显的增加。综上所述可知，钙剂与食物混在一起食用时，将会大大减少人体对钙的吸收而造成浪费。为了避免食物中影响钙吸收的不利因素，我们可在两餐之间服用钙制剂。而胃酸有利于钙的分解和吸收，故在餐后 1 个小时左右补钙是最好的。

③临睡前补钙是最佳时间：白天人体可从尿中排出一部分来自血液中的钙。此时血液中流失掉的这部分钙可通过一日三餐的食物中得到补充，以维持血钙和尿钙之间的平衡。但是到了夜间，人体不再进食，尿钙却依旧排出，导致血液中的一部分钙质还是不断地进入尿液中去填充尿钙的丢失。此时为了维持人体正常的血钙水平，就不得不动用体内的钙库，也就是骨骼中的钙质。另一方面，人体内调节钙代谢的各种激素在昼夜间的分泌量是有所不同的。一般来说，血钙水平在白天较高，在夜间较低。而夜间的低钙血症可能会刺激甲状旁腺激素分泌，使骨钙的分解加快。根据研究发现，骨骼对钙的最大吸收力度时间是在每天的夜间，所以每天晚上临睡前是一天中最佳的补钙时机。如果在临睡前适当补充钙制剂，就能为夜间的钙代谢提供充足的原料，增加了血液中钙的浓度，从而阻断了体内动用骨钙的过程。此外，钙还有镇静的作用，有助于睡眠。因此，临睡前服钙片或进食牛奶或其他补钙食品效果最佳。

哺乳期妈妈除了以上的食补和药补外，还应多去户外晒晒太阳。太阳光中的紫外线可促进皮肤下的 7- 脱氢胆固醇转化为维生素 D，而维生素 D 则可促进肠道对钙、磷的吸收，促进骨的形成，起到防治骨质疏松的作用。此外，哺乳期妈妈还可通过做产后保健操，促进骨密度的恢复，增加骨的硬度，从而防治骨质疏松。

哺乳期妈妈可以接种疫苗吗

谢女士，家住浙江慈溪浒山街道，孩子出生才 2 个月，被邻居家的小狗咬伤了，伤口倒是不大，可还是要到医院注射狂犬病疫苗，疗程为 1 个月。为了保证宝宝的健康，这 1 个月，谢女士停止给孩子喂奶，暂时改喂奶粉。可谢女士没想到，疫苗注射疗程结束后，她想恢复母乳喂养时却有心无力了，不过才短短的 1 个月，乳汁停止了分泌。谢女士打了狂犬病疫苗后能不能继续母乳喂养呢？哺乳期打哪些疫苗不影响哺乳呢？我想这是每个哺乳期妈妈都想了解的问题，下面我们来介绍一下。

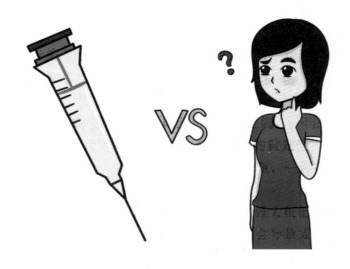

1. 什么是疫苗

疫苗是将病原微生物（如细菌、立克次体、病毒等）及其代谢产物（蛋白、多糖、核酸），经过人工减毒、灭活或利用基因工程等方法制成的用于预防传染病的自动免疫制剂。疫苗保留了病菌刺激动物体免疫系统的特性。当动物体接触到这种不具伤害力的病菌后，免疫系统便会产生一定的保护物质，如特殊抗体、免疫激素、活性生理物质等；当动物再次接触到这种病菌时，动物体的免疫系统便会依循其原有的记忆，制造更多的保护物质来阻止病菌的伤害。

疫苗有多种类型，目前用于防治人类疾病的疫苗有 20 多种，常见的有灭活疫苗、减毒活疫苗和类毒素等。此外，还有近来开发出的一些新类型疫苗，如基因工程疫苗、亚单位疫苗等。

（1）灭活疫苗：又称死疫苗，是选用能够引起较强免疫反应的病原体如细菌、螺旋体、病毒、立克次体等，经过人工大量培养后，再用物理或者化学的方法将其杀灭而制成，如甲肝灭活疫苗。此种疫苗失去了繁殖能力，但保留了病原体的免疫原性。由于此疫苗进入人体后不能生长繁殖，对机体的刺激时间也短，所以常需要多次重复接种才能获得持久的免疫力。

（2）减毒活疫苗：又称活疫苗，是把致病微生物用各种物理或化学的方法进行人工处理使其丧失或大幅度的降低其致病性，或从自然界筛选出和致病微生物相同种类但毒力很小或基本无毒的活微生物制成活疫苗或减毒活疫苗，如麻风疫苗是活疫苗，水痘疫苗是减毒活疫苗。此种活疫苗用量较小，一般只需接种一次。此疫苗在体内接种后有生长繁殖的能力，类似于自然感染，可激发机体对病原体获得持久的免疫力，且其免疫效果优于灭活疫苗。

（3）类毒素疫苗：是将细菌的外毒素经一定浓度的甲醛（0.3%～0.4%）处理后，使其失去毒性但仍保留免疫原性，如白喉类毒素、破伤风类毒素等。类毒素在体内吸收慢，但却能长时间地刺激机体，产生更高滴度的抗体，增强免疫效果。

（4）基因工程疫苗：用基因工程新技术把控制合成抗原的基因插入到某种微生物细胞内的基因中，使该微生物产生抗原而制成疫苗，如乙肝疫苗。此疫苗具有安全有效和廉价的特点，且代表了疫苗的研究方向。

（5）亚单位疫苗：是指除去病原体中无保护免疫作用甚至有害的成分，保留其有效的免疫原成分后制成的疫苗，如流感疫苗。

（6）多糖疫苗：是通过对细菌的研究与分析，把细菌中能引起特异性保护作用的抗原成分提取纯化，生产特异的抗原疫苗，如流脑疫苗。

2. 哺乳期妈妈能接种疫苗吗

接种疫苗是指把疫苗通过适宜的方法接种到人体内，使人体产生抵抗某些疾病的免疫力。接种疫苗可以刺激机体产生抗体，防止相应的传染病发生，对被接种者来说是一种经济有效的保护措施。哺乳期妈妈也是可以接种疫苗的，并不影响哺乳。根据美国儿科学会2006年对传染病的报道，对于哺乳期的妈妈来说，不论是接种灭活疫苗还是减毒活疫苗，对妈妈本身也是一种保护措施，且不会影响到妈妈对宝宝的母乳喂养安全。同样，母乳喂养也不会降低任何免疫接种的效果，也不是免疫接种的禁忌证。虽然活疫苗也会在妈妈的体内进行增殖，但是目前并没有资料表明大多数的活性疫苗能够进入乳汁中。即使接种的一些活疫苗可能会进入到乳汁中，但进入母乳中的病原微生物已经衰弱，通常并不会感染宝宝的。当然，就算宝宝发生了感染，宝爸宝妈们也不用担心，因为宝宝也是能够耐受毒性减弱的病毒。此外，类毒素疫苗、基因重组疫苗、亚单位疫苗和多糖疫苗对母乳喂养的妈妈和宝宝通常也都没有危险的。

3. 哺乳期妈妈为什么要接种疫苗呢

疫苗在预防许多传染病中起到的关键作用已被公认。疫苗可保护我们免受很多严重的、或具有潜在致命性的疾病。自从国家开始实施儿童计划免疫以来，很多传染病的发病率显著下降。但不要以为打"预防针"就是孩子的专利，其实，成年人也是需要根据自身的状况接种疫苗的。因为目前一些传染病有明显年龄高移的现象，正在威胁着成年人的健康。近些年来，随着来自农村或者边远山区等经济条件较差地区的外来人口不断涌入城市，导致传染病极易引起流行和暴发。这是因为外来人口的疫苗接种率较低，也没有隐性感染，一旦接触病原体，多数人缺乏免疫力，所以很容易导致传染病的流行。如凡未接种破伤风、白喉、乙型肝炎、麻疹、流脑等疫苗或未经过自然感染而获得免疫的成年人，均可能会患这些传染病。因此，对疫苗可预防的疾病，每个成年人应予以相应的免疫接种，从而得到适当的保护。而哺乳期妈妈更应该接种相应的疫苗给予保护。我们都知道刚生完孩子的哺乳期妈妈抵抗力相对较弱，一旦受到外界某些病毒或细菌的侵袭会比常人更容易得病。哺乳期妈妈接种疫苗则能增强机体的免疫力，可抵抗某些病菌的侵袭，从而起到保护人体的作用。此外，哺乳期妈妈接种疫苗除了保护自己外，对宝宝也是一种保护措施。如在流感好发的季节，对于宝宝不足 6 个月的哺乳期妈妈，推荐接种流感疫苗。因为 6 个月以下的宝宝是不适合接种流感疫苗的，他们对流感的抵御能力更需要依靠妈妈，所以哺乳期妈妈接种流感疫苗是对自己和宝宝的一种保护。

4. 哺乳期妈妈可以接种哪些疫苗

哺乳期妈妈可接种任何疫苗，因为所有用于妈妈的疫苗和免疫球蛋白对于哺乳期的宝宝都是安全的。哺乳期妈妈可以接种成人标准剂量的疫苗来预防各种流行病，如流感、乙肝、麻疹、腮腺炎、风疹、水痘、甲肝、流脑、链球菌肺炎、白喉和破伤风等。但需要注意的是，某些疫苗的免疫原性通过母乳喂养后的确会加强，但是目前还未探测到增强的幅度和效果，因此即使哺乳期妈妈接种了疫苗，宝宝还是应该按照原计划进行免疫接种。

（1）流感疫苗：流感是一种由流感病毒引起的急性传染病。流感的传染性很强，易造成大规模流行。流感疫苗是为预防由流感病毒引起的流行性感冒而接种的疫苗。但要注意的是，在每年的流感季节来临前接种流感疫苗是最佳的时机。因为，一般的流感疫苗注射后需要 7 ～ 15 天才能在体内产生抗体，若是在刚接种后就感染了流感病毒，此时身体内的抗体还不足以抵抗病毒，还是有可能患流感的，所以要想防患于未然，一定要抢在流感到来前半个月的时候接种流感疫苗。目前对于流感病毒并没有特别有效的抗病毒药物，所以接种流感疫苗是目前最为有效的预防和控制流感的主要措施之一。

目前的流感疫苗有灭活疫苗、亚单位疫苗和减毒活疫苗 3 种类型。哺乳期妈妈可注射灭活疫苗或者亚单位疫苗。对于宝宝 6 ～ 23 个月大的哺乳期妈妈不建议注射减毒活疫苗，最好选择灭活的流感疫苗。另外，如果照顾宝宝的其他成人也要接种流感疫苗，最好也要选择灭活疫苗。

（2）乙肝疫苗：乙肝是一种由乙肝病毒引起的慢性传染性疾病，主要是通过血液、母婴和性接触进行传播。若是不加以重视和治疗，以后会逐渐发展为肝硬化并引起一系列的并发症，如腹水，出血，甚至最后发展成肝癌而危及生命。目前并没有杀死乙肝病毒的特效药物，而唯一能避免的就是接种乙肝疫苗。乙肝疫苗想必大家是比较熟悉的，宝宝一出生都会首选接种乙肝疫苗。接种乙肝疫苗后，可刺激机体免疫系统产生一种乙肝抗体，抵抗乙肝病毒的侵害，因此乙肝疫苗是一种用于预防乙肝的特殊药物。

乙肝疫苗可分为基因重组疫苗和血源疫苗两种，其中基因重组疫苗又可分为哺乳动物表达的疫苗和转基因酵母疫苗，血源疫苗则是从无症状的乙肝携带者的血浆中提取的。乙肝疫苗是经过严格的消毒处理的，因此这些乙肝疫苗是非常安全的。乙肝疫苗是不会通过乳汁分泌而对宝宝产生影响的，因此，哺乳期妈妈是可以接种乙肝疫苗的。

（3）麻疹疫苗：麻疹由麻疹病毒通过呼吸道分泌物飞沫传播所致的急性传染病。麻疹传染性很强，是儿童最常见的呼吸道传染病之一，但目前成人麻疹的发生率也已明显上升。成人麻疹起病急，发病第 1 天就出现高热，伴有头痛、全身乏力等，咳嗽较剧烈，发病第 3 ~ 4 天自上而下顺序出现粗大的斑丘疹，并融合，出诊 3 ~ 4 天后逐渐消退，但会留有色素沉着。出过麻疹以后身体就会产生对麻疹的免疫力，这种免疫力常常是终生有效的。

麻疹疫苗是一种毒性减弱的活病毒疫苗，是预防麻疹最有效的方法。麻疹病毒是通过空气传播的，并存在潜伏期，因此要对确诊病例的密切接触者进行应急接种。哺乳期妈妈处于特殊阶段，尤其要当心麻疹病毒，要避免与麻疹病人接触。但若是哺乳期妈妈与麻疹病人接触了，也是可以接种麻疹疫苗的，但需要注意的是，哺乳期妈妈注射疫苗后需要暂停哺乳 2 ~ 3 天较安全，同时还要观察宝宝的精神和食欲情况是否正常。

（4）腮腺炎疫苗：流行性腮腺炎，简称腮腺炎、流腮或痄腮，是由腮腺炎病毒引起的以腮腺肿大为特征的急性呼吸道传染病，其潜伏期为 8 ~ 30天，平均为 18 天。腮腺炎多以儿童、青少年为主，成人中也有发病，多见于冬春季节。腮腺炎在我国广泛流行，常有局部暴发。临床表现为腮腺非化脓性肿胀疼痛为突出的病征，可波及单侧或双侧腮腺，也可侵犯其他的腺体器官、神经系统及心、肝、肾、关节等几乎所有的器官，因此，常可引起脑膜炎、心肌炎、睾丸炎、胰腺炎和卵巢炎等。此外，腮腺炎也是导致后天获得性耳聋的重要病因之一，且此种耳聋往往是不可逆的。

腮腺炎疫苗是一种减毒活疫苗，对预防腮腺炎具有良好的效果。此疫苗适合 8 个月龄以上的腮腺炎易感患者，未提及哺乳期妇女禁用或慎用，因此哺乳期妈妈也是可以接种此疫苗的。

（5）风疹疫苗：风疹是由风疹病毒引起的一种急性呼吸道传染病，以冬春季多发，未接受风疹疫苗免疫的人群在各年龄组均可发病。以往风疹发病多以儿童为主，但近年来风疹疫苗无免疫史的成人发病有所增多。风疹的临床症状较轻，以发烧、皮疹及耳后、枕后淋巴结肿大为特征。皮疹一般三天即退，故又称"三日麻疹"，且退后不留色素沉着。

目前接种风疹疫苗是预防控制风疹流行的唯一有效措施。风疹疫苗是一种毒性减弱的活病毒疫苗，接种对象是年龄为 8 个月以上的风疹易感患者，未提及哺乳期妇女禁用或慎用，因此，如果确有需要，哺乳期的妈妈可以在宝宝足月后接受免疫。

（6）水痘疫苗：水痘是由水痘 - 带状疱疹病毒初次感染引起的以皮肤出疹为特征的急性传染病。水痘好发于春秋季，主要发生在婴幼儿和学龄前儿童，但是成人发病症状比儿童更严重。水痘具有高度的传染性，主要传播途径为空气飞沫、直接接触和母婴垂直传播，也可通过污染的用具传播，人是唯一的宿主。水痘起病急，但一般症状较轻微，如低烧或中度发烧及头痛、咽痛、咳嗽、食欲减退、全身不适、乏力等，持续 1~2 天即迅速进入出疹期，出现密集奇痒的水疱疹。若无并发症，水痘一般会在 1~2 周左右便会痊愈。

接种水痘疫苗是预防水痘唯一有效的手段，尤其是在控制水痘暴发流行方面起到了非常重要的作用。此外，接种水痘疫苗还能预防因水痘 - 带状疱疹而引起的并发症。水痘疫苗是一种经水痘病毒传代毒株制备而成的减毒活疫苗，其接种对象是 12 个月以上的水痘易感患者，包括哺乳期妈妈。

（7）甲肝疫苗：甲型病毒性肝炎简称甲型肝炎或甲肝，是一种由甲型肝炎病毒引起的急性传染病。甲型肝炎传染源通常是急性患者和亚临床感染者，病人自潜伏末期至发病后 10 天传染性最大，粪 - 口途径是其主要传播途径，水、食物是暴发性病例的主要传播方式，日常生活接触是散发性病例的主要传播方式。临床上表现为急性起病，有畏寒、发烧、恶心、疲乏、食欲减退、肝肿大及肝功能异常等。部分病例可出现黄疸，无症状感染病例比较常见，一般不转为慢性和病原携带状态。

甲型肝炎传染性强、易暴发流行，因此，预防甲型肝炎是重中之重。而目前预防甲型肝炎最为有效的方法是接种甲肝疫苗。目前市场上的甲肝疫苗主要有甲肝灭活疫苗和减毒活疫苗两大类，其中甲肝减毒活疫苗的价格较便宜，不过相对于减毒活疫苗，灭活疫苗具有更好的稳定性。灭活疫苗和减毒活疫苗都是通过侵入人体，引起人体的免疫反应，从而使人体产生免疫记忆，来达到免疫的效果。凡是对甲肝病毒易感者，年龄在 1 周岁以上的儿童、成人均应接种，接种本疫苗后可刺激机体产生抗甲型肝炎病毒的免疫力，用于预防甲型肝炎。目前还没有关于哺乳期的妈妈接种甲肝疫苗对宝宝是否安全的数据。虽然哺乳期的母亲接种甲肝疫苗对宝宝造成不良影响的可能性不大，但其注意事项中有提到哺乳期妇女慎用，所以为了保险起见，妈妈们最好注射甲肝免疫球蛋白来代替甲肝疫苗。

（8）流脑疫苗：流行性脑脊髓膜炎，简称流脑，是由脑膜炎奈瑟菌引起的化脓性脑膜炎。流脑多见于冬春季，呈散发或大、小流行，儿童发病率高。临床主要表现为突起发烧、头痛、呕吐、皮肤有瘀斑、瘀点及颈项强直等脑膜刺激征。注射流脑疫苗是预防流脑的有效手段。流脑疫苗是一种多糖疫苗，用来预防流脑已有 30 年的历史，但因其免疫效果只有 1 年，所以应该在预计疫情到来之前预防注射。流脑疫苗一般分为 A 群流脑疫苗和 A+C 群流脑疫苗两种。A 群流脑疫苗适用于接种 6 个月至 15 周岁儿童，可用于预防 A 群脑膜炎奈瑟菌引起的流行性脑脊髓膜炎；A+C 群流脑疫苗一般用于 2 周岁以后的儿童或成人，可用于预防 A 群及 C 群脑膜炎奈瑟菌引起的流行性脑脊髓膜炎。需要注意的是，2 岁以下儿童接种流脑疫苗不得使用 A+C 群流脑疫苗。目前尚无哺乳期妇女使用本品的临床资料，但鉴于 C 型脑膜炎奈瑟菌疾病的严重性，当暴露风险非常明确时哺乳期可考虑在医生指导下接种流脑疫苗。

（9）肺炎疫苗：肺炎链球菌肺炎是一种由肺炎链球菌引起的急性肺部感染性疾病，多见于幼儿、老年人或体弱者。肺炎链球菌肺炎往往起病急骤，高热达 39～40℃，伴寒战，咳脓痰或血性痰，气促，部分病人因累及胸膜还可出现胸痛。而接种肺炎链球菌疫苗就是预防肺炎链球菌肺炎非常有效的手段。目前国内已经上市的肺炎疫苗有七价肺炎疫苗、十三价肺炎疫苗和二十三价肺炎疫苗 3 种。其中，七价肺炎疫苗和十三价肺炎疫苗只适用于 2 岁以下的幼儿，二十三价肺炎疫苗属于多糖疫苗，只适用于 2 岁以上的易感者，对 2 岁以下幼儿的安全性及有效性尚未肯定。目前并没有关于哺乳期妈妈接种此疫苗对宝宝是否安全的资料，但是这种疫苗让宝宝产生不良反应的可能性不大，因此，若是确实需要，哺乳期妈妈也可接种此疫苗。

（10）脊髓灰质炎疫苗：脊髓灰质炎，俗称为小儿麻痹症，是由脊髓灰质炎病毒引起的急性传染病。脊髓灰质炎好发于婴幼儿，主要症状是发烧、全身不适，严重时四肢疼痛，发生分布不规则和轻重不等的弛缓性瘫痪，部分小孩得病后可以自行痊愈，但多数小孩患病后会出现下肢肌肉萎缩、畸形，导致终身残疾，甚至危及生命。目前还没有有效的方法治疗这种疾病，但接种脊髓灰质炎疫苗是预防和消灭脊髓灰质炎的有效控制手段。脊髓灰质炎疫苗现在有减毒活疫苗和灭活疫苗两种。脊髓灰质炎减毒活疫苗就是大家所熟悉的"糖丸"；脊髓灰质炎灭活疫苗是一种针剂，可用于 2 月龄以上婴幼儿、儿童和成人。若是确有必要，哺乳期的妈妈可以注射灭活疫苗。但需要注意的是，无论妈妈是否在哺乳期，都应在宝宝已经接种脊髓灰质炎疫苗（6 周或者更大）后，才可以口服减毒活疫苗。

（11）白喉类毒素：白喉是由白喉杆菌所引起的一种急性呼吸道传染病，多见于 2～5 岁的小儿，以秋冬季节为多发，偶可造成流行，患病后均有持久的免疫力。临床主要以发烧，犬吠样咳嗽，气憋，声音嘶哑，咽、扁桃体及其周围组织出现白色伪膜为特征，严重者可并发心肌炎和神经瘫痪，全身中毒症状明显。人体注射白喉类毒素后可以预防白喉。白喉类毒素在体内吸收较慢，能较长时间地刺激机体，使机体产生高滴度的抗体，增强免疫效果。白喉类毒素主要用于 7 岁以上的儿童。若是哺乳期妈妈确有需要，也是可以注射白喉类毒素预防白喉的。

（12）破伤风类毒素：破伤风是破伤风杆菌经由皮肤或黏膜伤口侵入人体，在缺氧环境下生长繁殖，产生毒素而引起肌肉痉挛的一种特异性感染。因破伤风毒素主要是侵袭神经系统中的运动神经元，所以破伤风的临床特征主要表现为牙关紧闭、阵发性痉挛、强直性痉挛。破伤风有潜伏期，通常为 7～8 天，往往是潜伏期越短者，预后会越差。在户外活动多的温暖季节，受伤患病者更为常见。患病后并无持久的免疫力，因此可再次感染。破伤风患者死亡率较高，平均病死率为 20%～30%，重症患者高达 70%，新生儿及老年人的病死率尤其高。

目前对破伤风的认识是预防重于治疗。注射破伤风类毒素主动免疫可以预防破伤风。破伤风类毒素是一种疫苗，注射破伤风类毒素后，刺激机体产生抗体，可以有效地预防破伤风。破伤风类毒素主要用于发生创伤机会较多的人群，若是哺乳期妈妈确有需要，也是可以注射的。

（13）狂犬病疫苗：狂犬病疫苗是一种灭活疫苗，是用来预防狂犬病的。若是被动物咬伤后，接种狂犬病疫苗是预防感染狂犬病的主要方法。哺乳期妈妈如果确有需要，可以接种狂犬病疫苗。虽然目前并没有关于哺乳期妈妈接种狂犬病疫苗对宝宝是否安全的数据，但是在哺乳期妈妈接种后，她们所哺育的宝宝通常不会出现不良反应，因为这是一种灭活疫苗，即使出现在乳汁中，对宝宝也不会有太大威胁的。

（14）伤寒疫苗：伤寒是由伤寒杆菌引起的一种急性肠道传染病。伤寒分布于世界各地，以热带、亚热带多见，在中国散发病例时有发生，偶有地方流行。伤寒全年可发病，以夏秋季多见，儿童和青壮年发病率较高。伤寒的典型临床特征为持续高热、相对缓脉、玫瑰疹、全身中毒症状、肝脾肿大与白细胞减少等，主要并发症为肠出血及肠穿孔。伤寒病人和带菌者为传染源，通过粪 - 口途径传播。人群普遍易感，病后可产生持久的免疫力。

接种伤寒疫苗是预防伤寒的重要措施之一。接种该疫苗后，可刺激机体产生预防伤寒的免疫反应。在有伤寒疫情发生时，为防治疫情的扩大，常使用该疫苗进行周围健康人群的应急接种。目前世界各地获准使用的伤寒疫苗有灭活冻干全菌体疫苗、伤寒 Vi 多糖疫苗和伤寒 Ty21a 减毒活疫苗三种。灭活冻干全菌体疫苗因相当比例的副反应，现已很少有人使用，或只用于军队。伤寒 Vi 多糖疫苗皮下或肌肉注射，用于 2 岁以上的易感者。伤寒 Ty21a 减毒活疫苗通常是口服肠溶胶囊，注册为 6 岁以上的易感者使用。目前并没有数据显示哺乳期妈妈接种伤寒疫苗对宝宝是否安全，但是如果要进入疫区或感染伤寒的几率非常高，可以选择注射伤寒 Vi 多糖疫苗。

急性乳腺炎，能继续哺乳吗

陈女士是一位幸福的新妈妈，宝宝刚满月，宝宝出生后一直母乳喂养，但最近乳头被宝宝吸吮破了，一侧乳房胀痛得厉害，感觉到皮肤发烫和红肿，并伴有发烧，自行服用退烧药和抗生素效果不好，来医院就诊。医生仔细检查发现陈女士的左侧乳房有明显硬块，按压后有明显痛感，血常规检查后显示白细胞数量有一定增高，医生确诊为急性乳腺炎。陈女士很疑惑什么是急性乳腺炎，它是怎么出现的，是否还能继续哺乳？怎么预防和治疗？患了乳腺炎后应注意哪些问题？

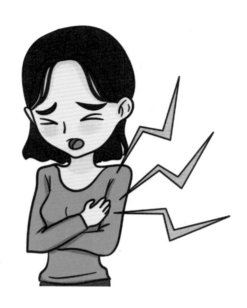

1. 什么是急性乳腺炎

急性乳腺炎是哺乳期的常见病，是乳房的急性化脓性炎症，多发生于产后哺乳期及回乳期，其中产后 6 个月内是哺乳期急性乳腺炎的高发期。最常见的表现是乳房的胀痛。妈妈疼得厉害，尤其是一碰，疼痛更加重了。除了疼痛之外，另一个症状就是有一些硬的肿块、局部发红，摸上去有热的感觉。严重的话体温会升高，甚至会烧到 38～39℃以上。此时到医院做抽血化验时，白细胞数明显升高，这些都是急性乳腺炎的表现。

2. 为什么会患上急性乳腺炎

（1）产后全身抗感染能力下降：由于产后出血以及身体创伤导致身体极度虚弱，抵抗力降低，病菌会乘虚而入，引发各种感染，这是导致乳腺炎的一个原因。

（2）乳头皲裂：乳头皲裂是细菌沿淋巴管入侵造成感染发生乳腺炎的主要途径。产后新妈妈的乳头皮肤比较娇嫩，承受不了宝宝吸吮时的刺激，特别是奶水不足或乳头过小、内陷时，由于宝宝用力吸咬乳头，乳头表皮受唾液的浸渍而变软、剥脱、糜烂，形成大小不等的裂口。裂口处渗出的黄色液体在干燥后，往往会形成痂皮，又干又痛，尤其是在宝宝吃奶时，便会出现刀割样的疼痛，使人无法忍受。一旦细菌从裂口处进入，就会侵入乳房引起乳腺炎或乳腺脓肿；另外，宝宝在含接乳头时姿势不正确，没有含住乳头及大部分乳晕，或乳母过度在乳头上用肥皂、酒精等刺激物清洗，造成乳头过于干燥，很容易使乳头皮肤发生皲裂，裂伤严重时还可使乳头溃烂并继发感染。

（3）乳汁的淤积：有些产后新妈妈刚开始摸到乳房处有些硬块，局部有红肿，在宝宝吸吮时感到刺痛，这时，如果不及时治疗的话，可能很快乳房肿得像石块、疼痛难忍并常伴有高烧，若产后新妈妈出现这种现象，很可能是乳汁淤积造成的。

乳汁淤积后有利于入侵细菌的生长繁殖，是发生乳腺炎的基础。乳汁淤积的原因有：①乳头过小或内陷妨碍哺乳，产前未能及时矫正乳头内陷，宝宝吸乳时困难，甚至不能哺乳。②乳汁过多，排空不完全。很多新妈妈吃了大量的下奶食物，刚出生的宝宝食量小没法吃完，多余的乳汁不能及时排出而保留在乳房内。③乳管不通。造成乳管不通的原因很多，常见的有乳管本身的炎症、肿瘤及外在压迫，这些均影响了乳汁分泌。④乳头皲裂。乳头及其周围有丰富的血管神经，当乳头皲裂发生后，宝宝的吸吮会导致乳头剧烈疼痛，反复的剧烈疼痛，难免会动摇新妈妈哺乳的信心，减少了哺乳的次数，这将会增加乳汁淤积的风险。

当细菌通过乳头的破损之处沿着淋巴管入侵到乳汁淤积的乳房里，乳汁正好成为细菌繁殖的优质温床，从而会导致细菌性乳腺炎。

（4）使用了技术不规范的催奶师：银行职员李女士是一位幸福的新妈妈，前不久刚产下一名健康的男婴。但最近很痛苦，因为担心宝宝一出生就没有足够的奶吃，产前1周就开始食用一些如猪脚、鱼、鸡等下奶的食物，结果产后奶量较大，而刚出生的小宝宝食量太小，没法吃完，多余的奶排不出去，乳房胀得厉害。李女士就从一家催乳按摩的民营机构里请了一位催乳师，想通过推拿按摩将奶水排干净。结果催了几次奶后，李女士的乳房反而更加胀痛，并伴有高烧39.5℃，自服抗生素效果不佳，来医院就诊。医生发现她的乳房因为按摩手法不当，伤到了乳腺组织，导致乳腺发炎。

目前存在着催乳师无证无监管现象，一些新妈妈因为接受了一些技术不规范催乳师催乳，出现了急性、重症乳腺炎的现象，导致乳腺发炎流脓，只能住院治疗。由于新妈妈刚生产后正是乳腺充血的泌乳阶段，此时尤其脆弱，如果按摩不当，极有可能导致乳腺泡压扁受伤及乳腺管破裂，因此一些非正规的催乳师揉断新妈妈乳腺管的事件时有发生。对于乳头发生皲裂的新妈妈，如果按摩者不卫生，会大大增加感染的机会，细菌可从乳头皲裂处进入乳腺组织，从而引发乳腺炎。

在一次"关爱健康，关爱乳房"的"粉红丝带大行动"活动现场，乳癌防治专家提出警告：按摩催乳基本没必要，如果按摩方式和用力把握不好，不但无法达到效果，反而会破坏乳腺组织，加重炎症，甚至让产妇患上乳腺癌，催乳师或成"催命师"。事实上，绝大多数产妇并不需要所谓的催乳。

3. 乳腺炎初期可以边吃药边哺乳

李女士焦急地询问医生，患了急性乳腺炎，能不能再继续给宝宝喂奶呢？

一般来说，如果乳腺炎没有严重到非得住院治疗、医生严令停止哺乳的程度，都可以正常哺乳，因为停止母乳喂养不仅影响婴儿营养，而且还增加了乳汁淤积的机会。因此要勤给孩子喂奶，尽量让孩子把乳房里的乳汁吸干净，但如果出现乳腺局部化脓的情况，应停止患侧乳房的哺乳，并用吸奶器或用手挤压乳房方式将乳汁排尽，保持乳腺导管的通畅。另一侧健康乳房的母乳仍可给孩子吮吸。但有很多妈妈为安全起见会保守一些，即使医生给她开的是安全的药，她也要停止哺乳，这种做法是不对的。因为妈妈可选择宝宝刚喝完奶进入长睡眠之前服药，妈妈体内的血药浓度处于高峰期的时候，宝宝正在睡眠中，这样就能将药物对宝宝的危害降到最低。如果妈妈服药后再多喝水的话，更有利于将药物尽快排出体外。但如果乳腺感染严重或发生乳瘘时应完全停止哺乳，并遵照医嘱做好回奶措施。

4. 怎么做可预防乳腺炎的发生呢

有研究显示，90% 以上的妈妈在哺乳的最初几周里都有可能出现不同程度的乳头疼痛或皲裂破损，甚至有 1/3 的妈妈在产后 6 周内因为乳头疼痛而过早就放弃了母乳喂养。因此作为准妈妈或产后新妈妈应尽早了解预防产后乳腺炎的方法很重要。

（1）在孕期时，如发现本身乳头发育得不是特别好，乳头比较小，或乳头凹陷，导管和乳头不是很通畅，可以在孕期的中后期进行十字按摩。以乳头为中心，左右、上下十字按摩，让乳头突出来，这主要是针对乳头凹陷的准妈妈；妊娠 8 个月后就可以每日用温开水擦洗乳头、乳晕，使乳头皮肤变韧耐磨，预防宝宝含接不当而皲裂。

（2）产后随即开始母婴肌肤接触，诱发婴儿自主寻乳衔乳本能，可以避免大部分因衔乳问题引起的乳头疼痛、皲裂。

（3）正确的衔乳姿势可以有效预防乳头皲裂的发生。常见的哺乳姿势是把宝宝侧身搂抱在怀里，使宝宝面部朝向你的胸前，母婴腹部相贴，维持宝宝的耳朵、肩膀、骨盆侧边成一直线，宝宝的鼻子及上唇正对着乳头，不要扭转、弯曲或伸展宝宝的头。并注意让宝宝的嘴巴张大，衔住大部分的下乳晕，宝宝的下巴紧贴在乳房上，避免因衔乳不够充分而导致的乳头磨损和皲裂，已发生乳头皲裂者，让宝宝先吸吮健康一侧乳房或症状较轻一侧，尽量不要频繁换边哺乳，哺乳完毕，待宝宝自主松开乳头，不可强行拉出乳头，可以挤出少许乳汁涂抹在乳头上，作为天然滋润和保护。

（4）每次哺乳后尽量让宝宝把乳汁吸空，如有残留，可按摩或用吸奶器排尽乳汁。

（5）哺乳结束用食指轻按宝宝的下颌，待宝宝张口时乘机把乳头抽出，切不要生硬地将乳头从宝宝嘴里抽出。

（6）产后保持乳头清洁，防止乳头及乳晕皮肤发生裂口。经常清洗乳头对预防哺乳期急性乳腺炎的发生有积极作用，但要注意不要对乳头做过分的清洁，尤其不能使用酒精或碱性皂液清洗乳头，最好用清洁的温开水，用专用的柔软毛巾，并且擦洗动作要轻柔，或者将乳汁涂抹在乳头处，等到乳汁自然风干再穿上衣物。若每天重复使用香皂洗乳头，很容易使乳头周边的皮肤碱化，而乳头周围的皮肤只有在酸化环境中，才能形成一层保护层。若长期不断地用香皂清洁乳头，使皮肤表面持续碱化，这只会促进乳房皮肤上碱性菌丛增生，使得乳房皮肤更难以恢复酸性环境，同时还会洗去保护乳房局部皮肤润滑的物质——油脂，容易造成乳头皲裂。还要注意宝宝的口腔卫生，可用干净的纱布蘸少许温开水帮宝宝清洁口腔，并及时治疗其口腔炎症。如果出现乳头破损或皲裂时需要及时到医院治疗。

（7）养成定时哺乳的习惯，不让宝宝含着乳头睡觉。每天定时哺乳，每次哺乳时间不宜过长，15～20分钟即可，每4小时一次。

（8）谨慎使用吸奶器。吸奶器一是很难将奶完全吸净，二是容易导致乳头水肿、破裂，诱发乳腺炎，甚至有可能导致将来患上较难治疗的非哺乳期乳腺炎。

（9）不要使用操作不规范的催乳师。否则可致乳腺组织损伤而引起乳腺炎。

（10）建议穿哺乳内衣。从乳房护理的角度来讲，产后穿内衣，对保护乳房是有好处的。要穿有钢托的内衣，有钢托才能把乳房提起来，才能使乳房与胸壁有一个相对固定的位置，否则乳房来回晃，会对乳腺的导管造成一定的挫伤。所以穿内衣的作用是让乳房保持恒定的状态，是对乳房内部组织的保护。

（11）产后饮食宜清淡而富于营养，忌食油腻，避免乳汁过于浓稠导致乳腺导管堵塞。

总之，预防急性乳腺炎关键在于采用正确的哺乳姿势，防止乳汁淤积、避免乳头损伤、保持局部清洁。

5. 如何治疗乳腺炎呢

（1）物理疗法

乳房按摩：乳房的按摩进行乳汁的疏通，让瘀积的乳汁尽快地流出来。乳房按摩是利用挤压的作用排空乳管，促进淤结消散。该法适用于乳管闭塞、乳汁淤积或小叶炎症初期的患者。若局部水肿明显、伴有发烧或脓肿已经形成者，则禁用此法。

冷敷治疗：冷敷能可以收缩毛细血管，毛细血管渗出减少，抑制炎症扩散，局部温度下降，周围神经传导冲动减缓，具有镇痛、消肿、抑制炎症扩散、减少乳汁分泌的作用。冷敷越早效果越好。

时间：于急性炎症的早期（发病后的 24 小时内），在炎症尚未被控制的 48 小时内进行冷敷，48 小时后可改为热敷。

方法：碎冰后，以冷水冲去棱角，置入冰袋。用棉布包裹冰袋，置于硬结局部 3 ~ 4 小时。局部皮肤复温后可再行冷敷。若局部疼痛不可忍受，改为短时间冷敷，冬天可用冷水敷。

注意事项：在冷敷的同时可多饮水，使乳汁变稀，减少淤滞，利于乳汁的排出，以起到引流及冲洗作用，有利于炎症的消退。但须注意防止局部冻伤。如患病后 24 小时内用冷敷尚未能控制者，可放弃冷敷而改为热敷，以利于炎症吸收。

热敷治疗：急性乳腺炎起病 3 日后，局部病灶呈现浸润和渗出改变。此时热敷可增加局部组织血流，促进白细胞趋化，提高白细胞的吞噬功能，促进炎性渗出物的吸收、局限和液化，具有镇痛、消炎的作用。

时间：发病 24 小时或 48 小时以后、炎症已经局限者。

方法：以 50℃ 左右温热敷布置于红肿局部，上盖以纱垫保温。每次

20 ～ 30 分钟，每日 3 ～ 4 次。水肿明显者可用 25% 硫酸镁湿热敷。

但需要注意的是：在乳汁淤积的早期，可以采用热敷和按摩的方式，疏通乳导管，减少乳汁淤积；如果出现严重感染、高烧时，要禁止热敷和按摩。因为此时热敷，由于血管扩张，血流速度加快，血管通透性增加，细菌或毒素更容易进入血液循环，从而加速细菌的扩散，感染加重；按摩会加重肿胀、疼痛，反而加重病情。

（2）谨慎使用抗生素：哺乳期的妈妈如果遇到体温升高、局部红肿、疼痛严重时，就要到医院看医生。需要注意的是抗生素一定要在医生的指导下使用。

青霉素类和头孢菌类是哺乳期常规使用的抗生素，也是美国儿科医师协会推荐的药物。哺乳期妈妈服用这两类抗生素，对吃奶宝宝的影响不大，即使有影响也可能只是影响到宝宝肠道的菌群。正常情况下，我们人体肠道内存在着正常菌群，菌群之间也相互制约，维持着相对平衡。如果长期使用抗生素就会破坏这种平衡，原来在数量和毒力上处于劣势的细菌或耐药菌株居于优势地位，造成菌群平衡失调，一般表现为轻度腹泻和鹅口疮，重者出现高热、严重腹泻、水电解质紊乱、中毒性巨结肠，甚至危及生命。

当哺乳期妈妈体内的抗生素累积到一定的量时，会有一部分通过母乳进入宝宝体内，可能会破坏宝宝肠道内的正常菌群，会出现腹泻的症状。如果宝宝出现轻微的腹泻，说明药物对宝宝的影响不大，妈妈可以继续用药；如果宝宝出现严重腹泻的话，说明药物已经影响到宝宝的健康了，最好不要哺乳了，或咨询医生改用其他种类的抗生素。

另外，乳汁中微量的青霉素或头孢菌素均可致乳儿发生过敏反应，表现为红斑性皮疹或荨麻疹，严重可致过敏性休克，发生生命危险，也应注意。

6. 足量足疗程用药确保乳腺炎不反复

一位新妈妈前来咨询：产后才 2 个月，就堵了 3 次了，每次都是从乳房肿胀开始，然后很快出现高烧，烧到 40℃以上，怎么办呀？

乳腺炎反复发作通常有两个原因：一是乳汁淤积；二是抗生素使用不当。很多新妈妈使用抗生素治疗 2 ～ 3 天后，一旦高烧退了，乳房胀痛减轻，为了给宝宝高质量的母乳，就把药停了；而有的新妈妈为了减少药物对母乳的影响而随便减量。但事实上，细菌并没有被完全杀死，它们可能会因为停药变得更加强大，又重新在新妈妈体内大量增殖，这时，新妈妈的乳腺炎就会复发。因此通常使用抗生素治疗乳腺炎，疗程为 10 ～ 14 天，并且要足量。

（1）少吃油腻食物，如鸡汤、鱼汤。

（2）乳头发生皲裂时，每次喂奶前先做湿热敷，并按摩乳房刺激排乳反射，然后挤出少许奶水使乳晕变软，易于乳头与宝宝的口腔含接。

（3）每次哺乳后挤出一点奶水涂抹在乳头及乳晕上，让乳头保持干燥，同时让奶水中的蛋白质促进乳头破损的修复。

（4）哺乳时先吸吮健侧乳房，如果两侧乳房都有皲裂先吸吮较轻一侧，一定注意让宝宝含住乳头及大部分乳晕，并经常变换喂奶姿势，以减轻用力吸吮时对乳头的刺激。

（5）裂口疼痛厉害时暂不让宝贝吸吮，用吸奶器及时吸出奶水，或用手挤出奶水喂宝宝。但不可轻易放弃母乳喂养，否则容易使奶水减少或发生奶疖，加重乳腺炎的症状。

总之，母乳喂养是一门需要学习的艺术。孕期学习做好准备，产后使用正确的衔乳姿势，选择安全有效的防护措施，都可防治乳腺炎的发生。相信每一位新妈妈都能在母乳喂养的道路上，去除疼痛、收获喜悦，使母乳喂养变得舒心如意。

避孕，哺乳期妈妈要注意

小美出生 5 个月了，小美妈妈一直没有来月经。小美妈妈以为没来月经就不会怀孕，和老公同房就没有避孕。可是最近她经常感到恶心、想吐、浑身没劲，去医院一检查怀孕了。小美妈妈很吃惊，没来月经怎么会怀孕呢？相信很多人也有这种想法，我们一起来看看，这到底是怎么回事吧。

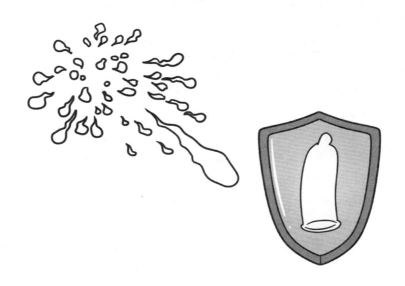

1. 哺乳期会怀孕吗

哺乳期间会怀孕的。在正常哺乳期间，脑垂体前叶分泌的催乳素一方面促使乳房分泌乳汁，同时还作用于脑垂体，抑制卵泡刺激素的分泌，使卵泡不能发育，因此有些新妈妈在哺乳期的半年到一年内卵巢没有排卵功能，不来月经。很多新妈妈认为，没有来月经就不能受孕，不采取避孕措施，其实这种想法是不对的，因为有些新妈妈卵巢功能恢复很快，产后6周就可能开始排卵，如果在这个时间内没有避孕，一旦发生排卵，就容易受孕，结果常常在生下宝宝几个月后又再次怀孕，当然也就不会来月经了。所以哺乳期也应照常采取避孕措施。

对这位新妈妈，建议在同房2周后到医院检验HCG及B超检查，明确是否受孕。

2. 产后多久需要开始避孕呢

通常在产后6周开始就要注意避孕了。哺乳期催乳素水平较高，在一定程度上会抑制排卵，但是不来月经并不代表没有排卵，据统计第一次月经恢复之前，新妈妈们就开始排卵的几率可达到14%～75%。所以如果暂时不准备迎接下一个宝宝，还是要采取必要的避孕措施。如果此时怀孕了，需做人工流产的话，对新妈妈的身体损害是很大的，有时甚至还会危及生命。因为产后新妈妈的子宫等生殖器官还未恢复到正常，子宫很软，而且做了剖宫产的新妈妈子宫上的伤口很可能尚未完全愈合。

3. 哺乳期的安全避孕要注意哪些方面

（1）哺乳期的避孕原则是：安全有效、不抑制乳汁分泌、不影响宝宝健康。

（2）常用的避孕措施有以下几个方法：

1）安全套：在哺乳期，安全套是最普遍，也是最好的选择。需要注意的是安全套其实并不完全"安全"。据统计：在正确使用的情况下，失败率是 2%，如果使用不当失败率高达 18%，因此选用合格的安全套并掌握正确的使用方法是非常重要的。

2）避孕环：顺产后满 3 个月、剖宫产后满半年的哺乳期新妈妈，也可以选择放置避孕环，但要在医生帮助下，认真选择避孕环的形状、型号。使用后，若出现不规则出血、白带增多、月经延迟、腹痛症状，应尽早求医。

3）避孕药：避孕药包括短效避孕药和紧急避孕药。哺乳期妈妈切记要选择不含雌激素的纯孕激素类短效避孕药。因为即使中小剂量的雌激素也会抑制乳汁产生，影响母乳的数量和质量，从而影响哺乳宝宝的正常发育。因此，哺乳期如果选择使用药物避孕，一定要选购不含雌激素的避孕药物，如甲地孕酮口服避孕药或者皮下埋植缓释避孕药（左炔诺酮皮下埋植剂）。

有的新妈妈因为各种原因在哺乳期没有做好安全措施，又担心意外怀孕，希望能够有紧急应对的方案。那就采取紧急避孕，就是指无保护性生活后或避孕失败后的几个小时或几日内，为防止非意愿怀孕的发生而采取的补救避孕法。

紧急避孕是常规避孕失败后的一种补救措施，本身不是一种常规的避孕方式。

紧急避孕药物目前通常用的就是左炔诺孕酮，为速效、短效避孕药。紧急避孕要达到好的效果，必须事后尽快服用——尽量在 12 小时内服用，超过 24 小时后服用，避孕效果就会大打折扣。其避孕作用是通过抑制卵巢排卵，或者影响子宫内膜阻止受精卵着床来实现的。

由于紧急避孕药要求服用剂量高，为了避免对宝宝的健康产生影响，单次服用时（剂量为 1.5mg 左炔诺孕酮），服用后 8 小时后哺乳；分两次服用时（每次剂量为 0.75mg 左炔诺孕酮），服用 3 ~ 4 小时后哺乳。对于哺乳期的妈妈来说，以上二选一即可。

切记，这不是常规避孕方法，否则容易导致月经紊乱。在服用紧急避孕药物之后，在这个月经周期的剩余时间里，还必须使用其他高效的避孕方法，才能避免意外怀孕。

另外，植入宫内节育器（是指不带激素的那种）也可用于紧急避孕，但是必须在事后 5 天之内操作，由于需要专业医护人员操作，可能因为不是那么便利，所以在国内不是大家紧急避孕的首选。

总之，不同方式的避孕法各有利弊，所以哺乳期妈妈需要根据身体状况，选择适合自己的避孕方法，这不仅保护自己，更是保护宝宝的健康！

过敏，可以选择药物缓解

小李，刚生完宝宝 3 个月，身体恢复得很好。昨天晚上，小李老公做的蒜蓉虾，非常好吃。小李吃得很开心，可是到了晚上临睡前，突然感觉全身到处痒，越挠越痒，脱下衣服一看，都是大面积的红疙瘩。这是怎么回事？是怎么发生的？有什么办法可以缓解呢？

其实小李这痒得难受的红疙瘩，就是荨麻疹。

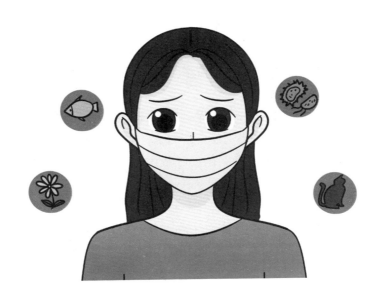

1. 什么是荨麻疹

荨麻疹，俗称"风疙瘩"，是一种常见的皮肤过敏性疾病。根据持续时间长短分为急性和慢性，前者经数天或数周可治愈，后者则反复发作持续数月。

（1）急性荨麻疹：在所有荨麻疹中约占 1/3。起病较急，常突然发生，表现为局限性红色大小不等的风团，有的风团可呈苍白色，周围有红晕，皮肤凹凸不平，呈橘皮样。境界清楚，形态不一。开始孤立散在，逐渐可随搔抓而增多增大，互相融合成不同的图形。风团大多持续半小时至数小时自然消退，消退后不留痕迹，但新的风团陆续发生，此起彼伏，1 天内可反复多次发作。可发生于全身或局限于某部位。风团处瘙痒剧烈。有些病人还伴有腹痛、恶心、呕吐、腹泻及不同程度的发烧；严重时会出现气短、气喘、呼吸困难、甚至面色苍白、血压下降等休克现象。

（2）慢性荨麻疹：发病约占荨麻疹的 2/3，风团反复发生，时多时少、时轻时重，可达 2 个月以上。在晨起或临睡前加重，有的没有规律，全身症状一般较轻，大多数患者找不到病因。

2. 荨麻疹发生的病因有哪些

荨麻疹的病因比较复杂，大多数的患者无法确定病因。引发荨麻疹的过敏原既可来自体内，也可来自体外，而体外过敏原是荨麻疹发病最主要的诱因，如药物和食物。得了荨麻疹后，要好好回忆一下起疹前用过什么药物，或吃过哪些食物，以后就别再服用这类药物或吃这些食物了。另外，蚊虫叮咬、吸入花粉、冷空气刺激、甚至情绪激动时都有可能会出现。

3. 得了荨麻疹需要去医院吗

荨麻疹最常见的症状之一是剧痒。皮肤瘙痒时应尽可能避免抓挠。哺乳期妈妈在治疗的同时，一定要管住自己的手，如果挠破皮肤，还可能引发感染。如果反复发作并伴随出现胸闷、呼吸困难等症状，需尽快去医院确诊救治。

4. 如何预防荨麻疹

预防发作是根本，首先要特别注意查找过敏原，尽量远离过敏原。同时，患荨麻疹的妈妈要忌口，不要吃刺激性食物，如葱、姜、蒜、浓茶、咖啡、酒等；也不要吃易引起过敏的食物，如鱼、虾、螃蟹、贝类等海鲜以及鸡蛋、牛奶、巧克力、花生、干酪等。患荨麻疹的妈妈可多吃些葡萄、海带、芝麻、黄瓜、胡萝卜、香蕉、苹果、橘子、萝卜、绿豆、薏仁、苦瓜等食物。

5. 如何治疗荨麻疹

　　口服抗过敏药，可以缓解荨麻疹引起的瘙痒。哺乳期妈妈可以使用口服氯雷他定或西替利嗪，这两种药进入乳汁中的量很少，并且几乎无镇静作用，所以不会引起宝宝出现不适的症状，也不会影响宝宝的生长发育。

　　在皮肤瘙痒部位可以使用冷敷或者外涂炉甘石洗剂的办法缓解瘙痒。如果合并细菌感染可以外用红霉素软膏。

哺乳期妈妈产后腹泻怎么办

　　李女士，产后 3 个月了，一直是纯母乳喂养，这几天，突然腹痛、腹泻得厉害，一日如厕多次，并不断加重了，同时奶水也比以前少了，想问医生哺乳期拉肚子是怎么回事？还能继续哺乳吗？可以吃药吗？

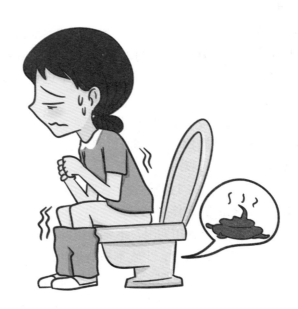

1. 什么是产后腹泻

　　产后腹泻是指产后出现排便次数增多，粪便稀薄，或带有黏液、脓血或未消化的食物。

2. 产后腹泻有哪些症状

产后腹泻一般起病较快，每天排便次数明显增多，多为水样便，较少有脓血便，有时伴有腹痛、发烧等症状。

3. 产后腹泻的原因有哪些

（1）饮食不洁：产后新妈妈食用了被细菌或病毒污染了的食物，可能发生了肠炎或菌痢。会出现不同程度的腹痛、腹泻、呕吐、里急后重、发烧、甚至全身不适等症状。

（2）饮食不当：新妈妈身体极其虚弱，需要营养，家人会做好多滋补食物，就会导致新妈妈们饮食无规律、进食过多、食用了不易消化的食物，或者由于剖宫产后胃动力不足导致食物在胃内滞留，引起腹胀、腹泻、恶心、呕吐、反酸、烧心、嗳气等症状；有时产后新妈妈不注意吃了些生冷食物，也会导致胃肠功能紊乱，肠蠕动加快，引起腹泻；或食用了过期的食品，出现呕吐、腹泻、腹痛、发烧等急性胃肠道症状。

（3）着凉：产后新妈妈体质虚弱，哺乳时不注意使腹部受凉的话，可致胃肠痉挛，使肠蠕动增加而导致腹泻。

4. 什么时候需要去医院

如果腹泻很厉害，有腹痛、发烧或出现里急后重的症状的话，建议去医院做个便常规检查，如果大便常规有白细胞，说明有炎症，可能是饮食不洁导致细菌感染引起的，需要在医生指导下进行抗感染治疗。

5. 如何预防产后腹泻

（1）不吃生冷的食物：孕期准妈妈们常会觉得热，总想吃冰凉的食物。而产后新妈妈体质较弱就不能食用直接从冰箱里拿出来的食物，或其他生冷的食物，以免引起腹泻。

（2）不吃不洁、过期的食物：要注意饮食卫生，比如夏天最好不要食用如粉皮、豆制品、凉拌菜等易被细菌、病毒污染或变质的食品；同时要注意食品的生产日期及食用期限，不要食用过期的食品。

（3）饮食要有规律，少吃不易消化的食物。特别是产后的前3天，是新妈妈恢复体力的关键时期，肠胃还在恢复中，所以新妈妈吃的东西一定要以清淡为主，并且是容易消化吸收的流质或者是半流质食物，让胃肠道得到充分的休息。不吃油腻、辛辣及酸性的食物，以免影响胃肠功能的恢复，甚至腹泻。

对剖宫产的宝妈更要注意饮食。剖宫产后必须等排气了，也就是胃肠功能慢慢恢复了才能开始饮食。一般是剖宫产后一两天才可以吃东西，而且每次只能吃一点点，同时要注意一定不能乱补。

（4）注意保暖：产后新妈妈不可穿着太多，以免体液丢失过多，引起虚脱，亦不可穿着太少，因体质虚弱易受凉导致腹泻等症状。特别是夏天不可过于贪凉，秋冬要注意保暖。同时，适量的体育锻炼，充足的睡眠，有利于整个身体机能的恢复，提高免疫力，减少腹泻等不适症状。

（5）其他：补充足够的维生素 C，使胃液中保持正常的维生素 C 的含量，可保护胃部，并增强胃的抗病能力。

6. 如何治疗产后腹泻

产后坐月子期间，体质比较弱，拉肚子属于常见的肠道疾病，不严重的话尽量饮食改善，这样副作用小，尤其正在进行母乳喂养的新妈妈。

如果是饮食不当或着凉引起的，可以正常哺乳，并注意保暖、多喝水、清淡饮食，少食多餐，忌食生冷、油腻或带有刺激性的食物。

如果腹泻严重，经检查属于感染性腹泻，就必须药物治疗最好住院。

（1）给新妈妈适当补液：因腹泻会丢失大量的水分和电解质，尤其是钾离子，同时补充因腹泻而失去的热量。

（2）遵医嘱进行适当的药物治疗：在医生指导下使用思密达（蒙脱石散）、黄连素、阿莫西林治疗。一是三者很安全，不会影响哺乳；二是思密达口服后可较长时间均匀地覆盖在整个肠腔的表面，吸附多种病原体及多种毒素，而后随肠蠕动排出体外，并可增强肠黏膜屏障，恢复肠蠕动及吸收功能；三是黄连素口服后不吸收，在肠道内产生很强的抑菌作用，适用于感染性腹泻，但不能长期使用，否则容易产生耐药性，不但不消除腹痛、腹泻，反而可能会加重腹痛、腹泻；四是阿莫西林口服后有较强的杀菌作用，对细菌性腹泻安全有效。

但一定不要自己随便配药，有些药物会经乳汁分泌影响宝宝的生长发育，比如成人细菌性腹泻可用喹诺酮类抗菌药，如氟哌酸、氨基糖苷类抗生素庆大霉素等，而哺乳期腹泻则禁用，因二者可严重影响宝宝的健康。氟哌酸类药物可抑制宝宝软骨发育，庆大霉素类药物可导致宝宝永久性耳聋。如果必须使用这些药物，需要较长时间停止哺乳。

另外，要注意如果使用对乳汁有影响的药物，妈妈暂停哺乳的话，一定要定时把乳汁挤出来或者用吸奶器吸出来，避免因胀得厉害而回乳或乳汁的淤积发生乳腺炎。

7. 新妈妈拉肚子，还能继续哺乳吗

如果是病原体感染的话，这些病原体绝大多数不会经由乳汁而传染给宝宝，而且此时母体针对病原体所产生的抗体可经乳汁传给宝宝，增加对宝宝的保护作用。因此大多数时候，母亲拉肚子时，是可以照常哺乳的。

8. 小结

总之，产后新妈妈一方面体质较虚弱，禁食生冷、不洁及过期的食物；同时由于产后胃肠功能尚在恢复中，忌食油腻、辛辣、酸性及不易消化的食物，应食用清淡易消化、富含营养成分的食物。一旦腹泻严重，应在医生指导下选用药物，以免对宝宝产生不良的影响。

产后失眠怎么办

王女士，宝宝顺产 3 个多月了，到现在一直失眠，感觉都快崩溃了，白天晚上都入睡困难，困得要死还睡不着觉的感觉太糟糕了，经常感到头痛、烦躁、疲乏无力、焦虑不安。

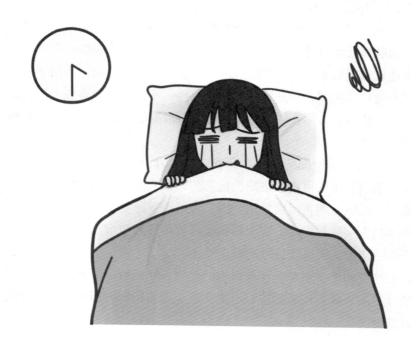

　　有很多新妈妈像王女士那样，总有出现产后失眠的现象，这不但对本来就虚弱的身体健康有着极大的损伤，而且较差的睡眠又影响了母乳的营养和奶量，进而影响了宝宝的健康。据美国专家一项调查显示，有超过40%的产后女性都会出现睡眠问题，妈妈的睡眠亟需拯救！那么，产后为什么会失眠？产后失眠怎么办？能吃安眠药吗？如何预防产后失眠呢？

1. 什么是产后失眠

　　产后失眠的主要形式为入睡困难和睡眠减少，后期病情严重时，可出现精神极度紊乱，表现为头痛、头晕、焦虑不安，甚至抑郁情绪。

2. 产后失眠的症状有哪些

　　有些产后新妈妈思虑太多，表现为入睡困难，辗转反侧，要到后半夜才能睡着，多是由于精神紧张、恐惧、焦虑的情绪引起。有些新妈妈因为对宝宝的担心太多，睡得总是不踏实，稍有动静容易惊醒，多伴有噩梦；还有些新妈妈入睡并不困难，但睡眠持续时间不长，常常半夜醒后既不能入睡。产后抑郁的新妈妈，常有这类失眠。

3. 产后失眠的原因有哪些

　　（1）体内激素发生了改变：怀孕的时候，准妈妈体内的多种激素如甲状腺激素、皮质类固醇、雌激素、孕激素等的分泌量会有所增加，但生下宝宝之后，体内激素的分泌量逐渐恢复到正常水平。其中，以雌激素和孕激素这两种激素下降幅度最大，表现得最为明显。激素水平的急剧变化引发了内分泌功能的紊乱，神经活动因此受到了影响。在初期会感觉到头痛、焦躁、四肢无力，并很难进入熟睡状态，睡眠时间也大大缩短；到了后期，症状加重的时候，新妈妈的精神状况也发生了改变，表现为精神状态的极度不稳定，而且长期失眠的新妈妈是有可能会患上抑郁症的。

　　（2）心理因素的影响：特别对第一次分娩的新妈妈来说，内心感到紧张、焦虑。在分娩的过程中，身边没有亲人陪伴，感到孤独无援、紧张害怕，同时个别医护人员不友善的态度也会造成一定的心理压力；分娩结束后，既有首次当妈妈的喜悦，又夹杂着缺乏育儿经验的焦虑，新妈妈一时不能适应这一角色的转变，事事感到无所适从甚至感到抑郁、烦躁，所有这些心理因素的叠加，便可能引发产后失眠。

　　（3）社会因素的影响：对于家庭住房拥挤、经济条件困难的家庭，宝宝出生后，新妈妈会感觉到住处更加拥挤、生活上更加困难等。这些烦恼均会影响到新妈妈的情绪，进而引发失眠的症状。另外，居住环境周围的噪声、光污染以及空气污染等，也会直接引发产后失眠。

（4）身体素质的影响：分娩的煎熬过后，新妈妈又立即投入到照顾宝宝的艰巨任务中，身心都承担着很大的压力。尤其是第一次做妈妈，没有带宝宝的经验，难免手足无措、提心吊胆，感觉特别劳累。而对于本身就有神经质病症的新妈妈，产后更难以面对体内外发生的巨大变化，精神状况极有可能因此受到很大的影响，表现为神经系统的紊乱或者精神活动的异常，从而引发失眠的症状。

（5）生活习惯的影响：晚饭吃得过饱、太油腻的食物、在饭前喝茶等不良的生活习惯均会影响新妈妈们体内各组织的运行，危害身体健康，进而引发失眠的症状。

（6）工作和学习压力过重：职业女性产后思虑得较多，担心产假期间会影响工作业绩或减少升职机会，会已被单位边缘化，很难再得到重视，尤其在私企。再加上缺乏喂养宝宝的经验，心情急躁不安，难以入睡。

4. 什么时候去医院治疗

如果尝试过多种方法进行调节，失眠症状仍无法缓解、感觉有身体不适的情况加重，就要思考下是不是自身健康问题影响了睡眠，需要及时去看医生。在医师的指导下，利用药物进行治疗。

5. 如何预防产后失眠

（1）适时定量的锻炼：适度的锻炼是帮助新妈妈有效预防失眠的最佳方式，每天固定锻炼半小时，可以有效地帮助新妈妈入睡。但是运动的时间要离睡眠的时间有一定距离，睡前3个小时是进行运动的最佳时间。

（2）合理的膳食：新妈妈要确保日常饮食营养供应充足，应尽量保持清淡。晚饭七分饱为最佳，睡前要坚决杜绝茶、咖啡等饮料。卵磷脂可以有效帮助调节神经的功能，因而产后失眠的新妈妈们可以多食用大豆、蛋黄和动物肝脏等富含有卵磷脂的食物或适当食用一些含有此类物质的保健食品。并且婴幼儿时期是大脑形成发育最关键时期，此时，摄入充足的卵磷脂可以促进宝宝大脑神经系统的发育。

（3）家人的关心：刚产后的新妈妈会难以适应身份的变化，会出现紧张、焦躁不安的情绪，此时家人的关心与支持就显得尤为重要。特别是丈夫给予的帮助与配合，对预防产后失眠有着重要的作用。医学界以为，有些产后失眠的情况在很大程度上是由于新妈妈的性格所造成的，因此对于本来就容易自责、疑虑太多、易怒的新妈妈，更需要家人加倍呵护，可能无意的言语刺激，就会引起情绪不稳定，最终导致产后失眠。

（4）舒适的环境：相对舒适安静、远离噪声污染以及光污染的环境，能够让新妈妈感到心情舒畅、精神愉快，有助于提高新妈妈的睡眠质量。

6. 如何治疗产后失眠

（1）合理安排睡眠时间：直面现实，顺其自然，接受睡不着觉的现状，不要过分强求以前的状态。学会合理安排睡眠的时间，杜绝不好的睡眠习惯。如果晚上难以入睡，可以减少午睡的时间或者不睡午觉。并注意以下几个方面：

第一，不要总是陪着宝宝一起睡。宝宝的到来，对于新妈妈而言，会打破她原有的睡眠规律。妈妈们为了做好母亲的责任，经常把全部精力都放在宝宝身上，休息时间也配合宝宝的步伐。宝宝的睡眠时间特别长，白天睡了不耽误夜里睡，而妈妈不需要那么长，白天睡多了，晚上自然就睡不着了。夜里失眠，白天自然很困倦，如果白天接着补觉，到晚上还是睡不着，由此形成了不正常的作息习惯。只有纠正被宝宝弄乱的睡眠节奏，妈妈的睡眠才能有把握。

第二，周末不要狂补睡眠。周一到周五，妈妈们上班兼带宝宝，疲惫不堪。到了周六、周日，爸爸们可以帮忙带宝宝了，有些妈妈们就开启疯狂补眠模式。但是这种补眠模式会打乱你的生物钟，有可能在你充足补眠后，又开始进入失眠模式。

（2）不要吃得太晚和太饱。刚生完孩子，在家人的催促下，不断地进补。特别是汤水，在晚上喝起来就非常油腻，让胃发胀。而装满食物的胃会不断刺激大脑。大脑有兴奋点，人便不能安然入睡，正如中医所说"胃不和，则卧不安"。

提醒新妈妈们一定要制定一份合理的食谱，保证身体有充分的营养供应，从而使自己尽快回到生产前的身体状态。同时避开夜晚进补，晚上9点后尽量不要再进食。

（3）在合适的时间适度锻炼或做些家务。新妈妈们如果缺乏锻炼，经常宅在家中躺着和窝着床上也可能会导致失眠，因为身体没有一点疲劳感，也会缺乏睡意。建议新妈妈们可以每天做30~60分钟的有氧运动，一天3次，每次10分钟的散步对睡眠会有帮助；当新妈妈能够下地活动时，选择性地做一些家务，可以尽快帮助自己恢复体力。倘若躺在床上半个小时之后，仍然无法进入睡眠状态，可以先起来做一些其他的事，如做家务、看书等，等身体感觉到累的时候就很容易睡着了。

（4）不要过分担心工作的问题。一句俗话叫一孕傻三年！意思是女人要在家带小孩，都带傻了！其实，一项最新研究表明，分娩结束后，新妈妈的大脑应变能力、抗压性和管理能力将达到峰值，意味着刚生完宝宝的女性最适宜走进职场，她们大脑的扩展速度和思维能力均得到很大提高。因此产后新妈妈在产假里，除了精心照顾好宝宝外，如果适当给自己充电的话，回到工作单位后不会因为分娩和喂养宝宝而与职业脱轨。

（5）产后失眠严禁使用安眠药。产后严重失眠的新妈妈不要擅自使用催眠药，需要到医院看医生，进行综合治疗。

目前通常说的安眠药主要是指地西泮类的药物。安眠药服用后能缩短入睡时间，延长总睡眠时间，但其副作用较大，因几乎所有的安眠药都存在"宿醉"现象，就是醒后常头昏脑涨，集中注意力不易集中，甚至会严重影响正常的工作和生活。久用停药时，还可能会出现一系列不适的症状，如头痛、头晕、恶心、呕吐、震颤、谵妄，甚至惊厥等。长期使用疗效会逐渐降低，必须增加剂量才能有效，还易产生精神依赖性，甚至上瘾。过量可抑制心血管系统及呼吸系统，重者可因呼吸循环衰竭而致死亡。

新妈妈如果在哺乳期服用安眠药危害更大。因安眠药的成分能转移到母乳内，宝宝哺乳后会产生嗜睡，抑制呼吸，影响大脑的智力发育等，同时新妈妈停药后宝宝会出现严重不适如恶心、呕吐、震颤甚至惊厥等，还有潜在的不良影响，所以新妈妈若必须应用此类药物时应停止哺乳。

7. 小结

造成产后失眠的原因很多，但是只要学会适应和面对现实、合理膳食及得到家人的帮助，都可改善睡眠。如果严重失眠不易改善的话，需要到医院进行综合治疗，不要擅自使用安眠药。

第四篇

育儿妈妈，会选药

疫苗，帮助宝宝抵御疾病

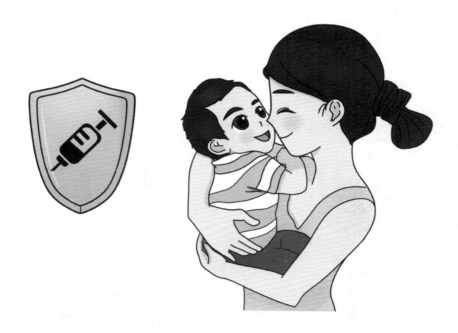

一、为什么要接种疫苗

宝宝出生后的就要接种疫苗，特别在 1 岁以内要接种许多疫苗，不少年轻的爸爸妈妈对为什么要打预防针（接种疫苗）似乎缺乏理解。

我们知道刚出生的孩子抵抗力很弱，一旦受到外界某些细菌或病毒的侵袭就容易得病。接种疫苗能增强机体的免疫力，以抵抗某些病菌的侵袭，从而起到保护人体的作用。

简单地说，接种疫苗是指通过将病原微生物（如细菌、病毒）及其代谢产物（蛋白、多糖、核酸），经过人工减毒、脱毒、灭活等方法，通过适宜的方法接种到人体内，使人们产生抵抗某些疾病的免疫力。

宝宝出生以后，体内留有一定的由母亲传给的抵抗疾病的能力，但随着宝宝一天天长大，母亲胎传的抵抗力逐渐减弱或消失，宝宝感染传染病的机会也越来越大，特别是宝宝出生 6 个月后，由母亲胎传和从哺乳中得到的抵抗外界疾病的能力几乎没有了。因此，及时地给您的宝宝接种可预防相应疾病的疫苗，让宝宝自身尽早产生对这些疾病的特异抵抗力，才能防御疾病，保护身体健康，保证宝宝茁壮成长。

目前来说，除了疫苗没有哪一种医学方法可以达到预防群体疾病，甚至消灭疾病的目的。接种疫苗，预防疾病这一理念已经成为医学界的共识。因此父母在对待接种疫苗的问题上，应该持肯定的态度。

二、疫苗有多种，那么应如何选择呢

1. 减毒活疫苗和灭活疫苗

减毒活疫苗是将病毒致病力减弱后利用这种弱病毒轻度感染人体从而产生免疫力，如脊灰减毒活疫苗，也就是我们常说的"糖丸"。

减毒活疫苗的好处是：所需接种次数比较少，有的减毒活疫苗只需接种1次，类似自然感染的过程；免疫维持过程相对较长。

减活疫苗缺点：对于正常的孩子没有风险，但是对于免疫系统比较弱或是有缺陷的孩子，活苗就有可能导致本来健康的宝宝反而得上由疫苗引起的小儿麻痹症，导致孩子终身残疾。同时，孩子年龄小吃糖丸不易吞咽，若家长不小心或宝宝不配合，极有可能造成少服甚至呕吐等情况，导致糖丸吸收不完全或剂量不足从而影响效果。

灭活疫苗是将病毒大量繁殖后灭活及分解做成的疫苗，比如甲肝灭活疫苗、乙脑灭活疫苗、脊灰灭活疫苗等。

灭活疫苗的优点在于：制造工艺简单，安全性好，疫苗相对稳定，易于保存和运输。

灭活疫苗的缺点为：接种次数较多，需 2～3 次，接种量大，免疫维持时间短。

由此可见灭活疫苗与减毒活疫苗各有优点，也各有其局限性。在选择使用时，要权衡利弊，慎重取舍。一般来说只要经国家批准上市的疫苗都经过严格检测，安全有效是基本标准，因此我们不必担心疫苗的安全性和有效性。如果非要比较，一般来说，灭活疫苗比减毒活疫苗安全系数略高一点，毕竟是无毒而不是减毒。

2. 一类疫苗和二类疫苗

根据国务院《疫苗流通与预防接种管理条例》规定，疫苗分为一类疫苗和二类疫苗。一类疫苗是政府免费向公民提供，公民应当依照政府的规定受种的疫苗，包括：乙肝疫苗、卡介苗、脊灰疫苗、百白破联合疫苗、麻腮风联合疫苗、甲肝疫苗、脑膜炎球菌多糖疫苗、乙脑疫苗等；二类疫苗是由公民自费并且自愿受种的其他疫苗，包括 B 型流感嗜血杆菌结合疫苗、水痘疫苗、肺炎疫苗、出血热疫苗、轮状病毒疫苗、流感疫苗。

疫苗这样进行划分，并不是重要性的差别，两类疫苗同样重要，都能有效地预防疾病。实际上有些二类疫苗针对的传染病对人们威胁很大，如流感、水痘、肺炎等疾病，患病后不仅对个人的健康造成很大危害，也增加了经济负担。只是根据目前现实状况我国无法在当前阶段提供全民免费接种。因此在接种疫苗时，根据感染疾病的风险、家庭经济承受能力、孩子个体的身体素质，选择二类疫苗。

通常家长最纠结的就是二类疫苗需不需要接种。那么我们先来了解一下常见的几种二类疫苗吧。

流感疫苗

流感是一种由流感病毒引起的急性传染病。与普通感冒相比，流感的症状更加严重，容易发生严重并发症如肺炎、心肌炎等，还可能引起死亡。流感的传染性很强，易造成大规模流行。特别在儿童聚集的幼儿园或中小学，往往一人染病，全班都受其影响。对于流感病毒目前没有特别有效的抗病毒药物，接种流感疫苗是目前认为最有效的预防和控制流感的主要措施之一。美国推荐 6 个月以上的宝宝都应该在冬季来临前接种流感疫苗。

我国接种时间可在每年的 10 月前后。但各地每年流感活动高峰出现和持续时间不同，为保证受种者在流感高发季节前获得免疫保护，建议各地在流感疫苗上市后尽快安排接种。

由于每年流行的流感病毒不同，世界卫生组织每年都会公布监测到的当年冬天及来年春天流感的流行毒株，每年的流感疫苗也会根据流感毒株的变化进行调整，因此，只有每年接种能够预防当年流行毒株的流感疫苗，才能有效地预防流感。

根据我国《中国季节性流感疫苗应用技术指南（2010—2015）》，6 月龄至 8 岁儿童首次接种需 2 剂次（间隔 4 周以上）才能达到有效保护；6 ~ 35 月龄的儿童，以前打过流感疫苗的，第 2 年及以后每年只要 1 针；> 8 岁儿童和成人接种 1 剂。通常接种流感疫苗 2 ~ 4 周后，可产生具有保护水平的抗体，6 ~ 8 个月后抗体滴度开始下降。

肺炎疫苗

国内已经上市的肺炎疫苗有七价肺炎疫苗、十三价肺炎疫苗和二十三价肺炎疫苗。

肺炎链球菌是导致儿童疾病与死亡的重要原因。据世界卫生组织估计，2008 年全球 5 岁以下儿童死亡人数中 5% 归因于肺炎链球菌。肺炎链球菌导致的相关疾病发病率高、危害大，死于肺炎球菌性疾病的孩子很多。如果能预防这类疾病，就能给孩子很大的保护，而肺炎球菌疫苗就是非常有效的预防手段。因为肺炎疫苗不仅仅预防肺炎，还包括肺炎球菌导致的脑膜炎、中耳炎等。

七价肺炎疫苗属于蛋白结合疫苗，能覆盖 7 种经常引起肺炎球菌感染的血清型，十三价肺炎疫苗能覆盖 13 种经常引起肺炎球菌感染的血清型。七价和十三价肺炎疫苗的区别在于所覆盖的不同血清型肺炎球菌的数量。二者都适用于 2 岁以下的幼儿。

十三价疫苗需要接种 4 剂，分别在 2、4、6 月龄和 12～15 月龄。

二十三价肺炎疫苗属于多糖疫苗，能覆盖 23 种经常引起肺炎球菌感染的血清型，但由于制备工艺不一样，只适用于 2 岁以上的宝宝。

需要注意的是肺炎球菌疫苗不是万能的。除了肺炎球菌外，引起肺炎的常见病原体还包括：呼吸道合胞病毒、腺病毒、流感病毒、金黄色葡萄球菌、流感嗜血杆菌等。那么肺炎球菌疫苗能预防的，只有"肺炎链球菌"这一种细菌的各个血清型，并不能预防其他病原体导致的肺炎。这一点，爸爸妈妈要搞清楚哟！

虽然疫苗不是万能的，但它并不是没有用，相反，它真真切切是预防疾病的重要手段。有了疫苗，无数孩子的生命得以保全，这是现代医学的成就。收益大于风险，这才是疫苗存在的价值。

水痘疫苗

水痘是儿童常见的急性传染病，而且水痘病毒和成人的带状疱疹病毒是一种病毒，所以得了带状疱疹的病人很容易通过亲吻、共用餐具毛巾等把病毒传给宝宝。带状疱疹感染就是我们俗话说的"腰缠火丹"，多呈现数个簇集疱疹群，排列成带状，沿周围神经分布。

水痘的传染性极强，靠注意个人卫生并不容易防范，接种疫苗是预防感染的最佳方法，所以通常建议 1 岁以上的宝宝接种。

北京市于 2012 年将水痘疫苗免疫程序调整为 2 剂，接种 1 剂水痘疫苗的保护效果约 85%，接种 2 剂的保护效果约 95%。

HIB 疫苗

HIB 疫苗是世界卫生组织高度优先建议接种的疫苗，可以保护宝宝不受脑膜炎细菌的侵袭。HIB 是 b 型流感嗜血杆菌的简称，这种细菌主要引起婴幼儿的肺炎和脑膜炎，还可以引起败血症、化脓性关节炎、骨髓炎、会厌炎。世界卫生组织估计，每年有 300 万严重感染病例，其中死亡 38.6 万例，存活者中 1/3 发生严重并发症或残疾。4 ~ 18 月龄婴幼儿是最高危人群，< 4 月龄和 > 5 岁儿童也偶有发病。大约每 200 个孩子中就会有 1 个在 5 岁前发生流感嗜血杆菌感染，其中 2/3 的病例发生在 < 18 月龄的婴幼儿中。流感嗜血杆菌主要威胁婴幼儿，尤其是几月龄大的婴儿，尽早开始接种就能尽早产生免疫力，预防的效果更好。

世界卫生组织推荐 2 月龄 ~ 5 岁以下儿童尽早接种 HIB 疫苗。国内有单独的流感嗜血杆菌疫苗和包含流感嗜血杆菌疫苗的多联疫苗。这两种疫苗在安全性和预防效果上都有同样的保障，家长可以根据情况自行选择。

轮状病毒疫苗

婴幼儿腹泻大部分是病毒性的，而轮状病毒是 3 个月至 2 岁婴幼儿病毒性腹泻最常见原因。世界卫生组织强调接种轮状病毒疫苗是减少轮状病毒导致的严重腹泻，降低儿童死亡率的重要手段。

每年 9 月到次年的 1 月是秋季腹泻流行的季节，所以在每年的 8 ~ 10 月接种该疫苗预防效果更好。轮状病毒疫苗是口服疫苗，每年口服一次，连续服用 3 年。接种轮状病毒疫苗即使不能保证疾病的不发生，但是接种后发生轮状病毒感染，症状会比没有接种的轻。

乙肝疫苗

乙肝是由乙型肝炎病毒感染引起的，主要通过血液和体液传播。乙肝在后期可能发展为肝硬化、肝癌。如果妈妈感染了乙肝，在分娩的时候可能经过产道传染给宝宝。乙肝疫苗可以保护宝宝，避免感染乙肝。

第 1 针乙肝疫苗，宝宝一出生就应该立即接种，乙型肝炎疫苗全程接种共 3 针，间隔 1 个月、6 个月注射第 2 及第 3 针疫苗。乙肝疫苗非常安全，很少出现严重的不良反应。

甲肝疫苗

甲肝疫苗主要用于预防甲型肝炎。甲型肝炎，是由甲型肝炎病毒引起的一种急性传染病。主要表现为急性起病，有畏寒、发热、食欲减退、恶心、疲乏、肝肿大及肝功能异常。主要传播途径是粪口传播，宝宝会因为吃了含有病毒的食物或喝了带有病毒的水而被传染。

甲肝疫苗需要接种两剂。1 岁的时候接种第一剂，1.5 岁的时候接种第二剂。甲肝疫苗非常安全，除了注射部位疼痛意外很少见有其他的副作用。

脊髓灰质炎疫苗

脊髓灰质炎疫苗能预防脊髓灰质炎病毒感染。脊髓灰质炎病毒主要侵犯人体脊髓灰质前角的灰、白质部分，对灰质造成永久损害，使这些神经支配的肌肉无力，出现肢体弛缓性麻痹。好发于婴幼儿，故又称小儿麻痹症。本病可防难治，一旦引起肢体麻痹易成为终生残疾，甚至危及生命。在脊髓灰质炎疫苗发明之前，全球有上百万的宝宝因脊髓灰质而瘫痪。

脊髓灰质炎疫苗有减毒活疫苗和灭活疫苗两种，减毒活疫苗为口服的脊髓灰质炎糖丸，灭活疫苗为注射疫苗，现在建议使用灭活疫苗。在 2、3、4 月龄各接种一次，在 4 岁的时候强化接种一次。

卡介苗

卡介苗用于预防结核病，新生儿出生以后就需要立即接种。接种后可预防发生结核病，特别是能防止严重类型的结核病，比如结核性脑膜炎。

百白破疫苗

百白破疫苗主要用于预防百日咳、白喉和破伤风三种疾病。百日咳由百日咳杆菌感染导致的严重而剧烈的咳嗽，有的可继发肺炎，影响呼吸和进食。白喉是由白喉杆菌导致的一种急性呼吸道传染病，会引起发热，憋气，声音嘶哑，犬吠样咳嗽，咽、扁桃体及其周围组织出现白色伪膜，严重者可导致呼吸困难、瘫痪或心功能衰竭。破伤风是破伤风杆菌感染导致的，引起宝宝全身痉挛，牙关紧闭，有可能导致窒息，引发宝宝死亡。

百白破疫苗副作用很少，目前已经报道的有可能会出现的严重副作用（非常少见）有长期出现癫痫发作、昏迷、永久性脑损伤。但是对于宝宝来说，患这些病的潜在风险远远大于接种疫苗本身几率很小的严重副作用。强烈建议妈妈给宝宝接种百白破疫苗。请妈妈记住一些数据：1% 的 2 岁以下宝宝在得了百日咳以后死亡；大于 10% 的宝宝在得了白喉以后出现了并发症，每 10 个破伤风患者就有 2 个死亡。免疫接种非常重要。

百白破的接种程序为宝宝 3 个月的时候开始接种第 1 针，连续接种 3 针，间隔 1 个月。宝宝 1 岁半的时候接种第 4 针。宝宝 6 岁的时候加强 1 针。

麻腮风疫苗

麻腮风疫苗主要用于预防麻疹、腮腺炎和风疹 3 种疾病。麻疹是由麻疹病毒引起的急性全身发疹性呼吸道传染病，可引起宝宝全身出现大面积红色或褐色皮疹并伴有流感症状。麻疹会引起很多严重的并发症，比如喉炎、脑炎、支气管肺炎、心肌炎等。腮腺炎是由腮腺炎病毒感染导致的，会引起宝宝唾液腺肿胀，发热、头疼，严重的会引起耳聋、脑膜炎以及睾丸炎或卵巢肿胀疼痛。风疹是由风疹病毒感染引起的急性呼吸道传染病。主要症状为皮肤上出现粉红色皮疹或肿胀、颈部后部淋巴结触痛。

麻腮风的接种程序是在 8 月龄的时候第一次接种，在 1.5 岁的时候接种第二次。

如果宝宝对鸡蛋严重过敏是不能接种麻腮风疫苗的。有的宝宝在接种完疫苗以后，有可能会出现低热、颈部淋巴结肿大，这并不危险，也不具有传染性。

宫颈癌疫苗

宫颈癌疫苗，又称为 HPV 疫苗，是一种预防宫颈癌发病的疫苗。宫颈癌是中国 15 岁至 44 岁女性中的第二大高发癌症，仅次于乳腺癌。宫颈癌主要是由于感染了人乳头瘤病毒（HPV）而引起，宫颈癌疫苗通过预防 HPV 病毒感染，有效预防了宫颈癌。

宫颈癌疫苗现有 3 种，宫颈癌二价、四价和九价疫苗。我国已批准上市的是宫颈癌二价疫苗，主要用于预防 HPV16 和 18 型引起的疾病。现在国外已研发上市宫颈癌四价疫苗，可以预防种 HPV6、11、16、18 型所导致的疾病。宫颈癌九价疫苗主要预防 HPV6、11、16、18、31、33、45、52 和 58 型病毒引起的疾病。

宫颈癌疫苗主要用于女性，9～25 岁的女性均可接种，一共接种 3 针。四价和九价疫苗男性也可以接种，因为能预防生殖器的湿疣，对男性也有一定的保护作用。

联合疫苗

联合疫苗的出现显著降低了预防接种针次。从宝宝的角度来说，接种针次的减少，可以减轻宝宝的疼痛和减少注射后发生不良事件的概率。

国内上市的联合疫苗有五联疫苗、四联疫苗等。五联疫苗含有 3 种疫苗成分，可以替代脊灰疫苗、百白破疫苗和 HIB 疫苗。如果按标准程序接种这些疫苗需要接种 12 次，改用五联疫苗的话只需要接种 4 次，同时减少了因多次接种而发生异常反应风险。不过需要自费，家长根据情况选择。

三、接种疫苗需要注意哪些事情

1. 按时接种

接种疫苗总的原则是不能提前，但也尽量不要拖后。推迟接种本身不会降低人体对疫苗的应答效果，但推迟期间人体可能没有足够的免疫力，会增加患病风险。因此，预防接种应尽量按预约日期进行，遇到特殊情况的可以推迟，但不能提前（提前会影响效果）。推迟接种的期限，并无严格的限制。

2. 留视 30 分钟

宝宝接种疫苗后，家长切勿着急离开接种单位，务必在留观区观察 30 分钟，以便发生急性严重过敏性反应的时候，能够及时抢救。留观时间里，如果是 1 ~ 12 月龄的宝宝，要注意观察其呼吸变化、嘴唇颜色、面色是否苍白、四肢是否发冷等情况；12 月龄以上的宝宝，观察其行为是否异常，如哭闹异常，面色、嘴唇变化等，一旦有以上情况出现，请立即告知现场接种人员。

3. 注意观察疫苗的不良反应

疫苗属于药物，也会发生不良反应，不过这些不良反应大多数表现比较轻微，如接种后发烧或局部红肿、疼痛。接种后出现的发烧，大多数体温在 38.5℃以下，可以通过多喝水，休息的方法缓解，必要时可以服用退烧药，退烧药不影响疫苗的效果。如果宝宝一直哭闹不止、超过 3 天以上高热不退、胃口不好，则应及时送医院治疗。

接种疫苗后宝宝的饮食，尽量清淡，接种后的 24 小时内不要给宝宝洗澡，不宜做剧烈运动，防止局部感染，补充足够的水分，尽量避免因为意外而出现的不良反应。

尽管宝宝接种疫苗时，哭闹不适会让妈妈感到心疼不已，但是妈妈也不要忘记一个事实：宝宝通过接种疫苗来保护他不受多种疾病的干扰，这为宝宝带来很多的好处。

4. 哪些人群不宜接种疫苗？

一般来说，普通感冒、低热、咳嗽、流鼻涕是不影响疫苗接种的，对鸡蛋过敏的宝宝也可以接种流感疫苗和麻疹疫苗。有蚕豆病的宝宝是可以接种任何疫苗的，疫苗的作用机制与蚕豆病的发病机制并无关联。但是如果宝宝患有结核病、急性传染病、肾炎、心脏病、湿疹、免疫缺陷病、皮肤敏感等需要暂缓接种。

5. 疫苗接种程序

出生日期	接种疫苗种类	次数	疫苗分类	预防疾病
出生 24 小时	卡介苗	第一次	一类	结核病
	乙肝疫苗	第一次	一类	乙型病毒性肝炎
1 月龄	乙肝疫苗	第二次	一类	乙型病毒性肝炎
2 月龄	脊髓灰质炎疫苗	第一次	一类	脊髓灰质炎
	口服轮状病毒疫苗	第一次	二类	轮状病毒
3 月龄	脊髓灰质炎疫苗	第二次	一类	脊髓灰质炎
	无细胞百白破疫苗	第一次	一类（二类）	百日咳、白喉、破伤风
4 月龄	脊髓灰质炎疫苗	第三次	一类	脊髓灰质炎
	无细胞百白破疫苗	第二次	一类（二类）	百日咳、白喉、破伤风
5 月龄	无细胞百白破疫苗	第三次	一类（二类）	百日咳、白喉、破伤风
	乙肝疫苗	第三次	一类	乙型病毒性肝炎
6 月龄	流脑疫苗	第一次	一类	流行性脑脊髓膜炎
	流感疫苗	第一次	二类	流感
7 月龄	b 型流感嗜血杆菌疫苗	第一次	二类	流感嗜血杆菌
	麻疹疫苗	第一次	一类	麻疹
8 月龄	风疹疫苗	第一次	二类	风疹
	乙脑减毒活疫苗（每年 3～5 月接种）	第一次	二类	乙脑
9 月龄	b 型流感嗜血杆菌疫苗	第二次	二类	流感嗜血杆菌
10 月龄	流脑疫苗	第二次	一类	流行性脑脊髓膜炎
1 岁	甲肝疫苗	第一次	二类	甲肝
13 月龄	水痘疫苗	第一次	二类	水痘
14 月龄	口服轮状病毒疫苗	第二次	二类	轮状病毒
1.5 岁	甲肝疫苗	第二次	二类	甲肝

出生日期	接种疫苗种类	次数	疫苗分类	预防疾病
	麻疹疫苗②或麻腮风三联或麻腮二联	第二次	一类（二类）	麻疹、风疹、腮腺炎
1.5～2岁	无细胞百白破疫苗	第四次	一类（二类）	百日咳、白喉、破伤风
	乙脑减毒活疫苗（每年3～5月接种）	第二次	二类	乙脑
2岁	A+C群流脑疫苗（10月至次年1月接种）	第一次	二类流脑	
3岁	流脑疫苗	第三次	一类	流行性脑脊髓膜炎
4岁	脊髓灰质炎疫苗	第四次	一类	脊髓灰质炎
6岁	无细胞百白破疫苗	加强	一类（二类）	百日咳、白喉、破伤风
	麻腮风疫苗	第二次		

四、小结

美国儿科学会认为，接种疫苗可以预防疾病、残疾和死亡，是最安全有效也是最经济的方式。鼓励家长给宝宝接种疫苗，特别是针对很多严重疾病的疫苗。对于严重的疾病来说，预防其发生比发生了再去治疗要好得多，更比在生活中承受该疾病带来的严重后果要好得多。

疫苗虽然分为一类免费疫苗和二类自费疫苗，但是并不是重要性的差别，两类疫苗同样重要，都能有效地预防疾病。强烈建议妈妈无论一类、二类疫苗都要及时给宝宝接种。

维生素 D，宝宝成长少不了

小丽和老公个子都不是很高，希望宝宝能个子高高的。有人推荐他给宝宝补钙，有的人推荐给宝宝补维生素 D，有的人给她推荐补充鱼肝油，还有的人给推荐鱼油。小丽就迷惑了，到底给孩子补充什么呢？维生素 D 是什么？鱼肝油是什么呢？鱼油又是什么呢？缺乏会怎么样呢？到底应该补充什么才更有利于宝宝身体的成长呢？让我们一起来看一下吧。

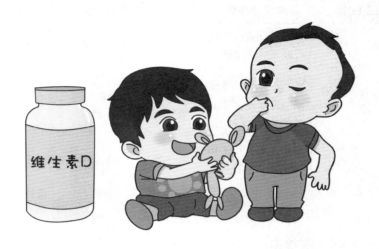

一、鱼油、鱼肝油和维生素 D 的区别

鱼肝油是维生素 A 和维生素 D 的合剂的通称，食物当中有丰富的维生素 A，一般不建议补充维生素 A，可以选择一款适用于婴幼儿使用的纯维生素 D。

鱼油又是什么呢？鱼油是 DHA 的俗称，因为 DHA 在深海鱼中含量高，所以又称为鱼油。广告说 DHA 可以有利于大脑的发育，但是，目前没有临床证明给宝宝补充鱼油有利于大脑的发育，因此，不建议常规补充鱼油，可以从食物中摄取充足的 DHA。

二、为什么要补充维生素 D

维生素 D 是一种脂溶性维生素，能促进钙、磷的吸收，钙、磷是使骨骼强壮的重要矿物质。所以维生素 D 与健康密切相关。当机体维生素 D 缺乏时，会导致钙和磷吸收障碍，宝宝容易出现骨折、骨骼钙化不良，甚至佝偻病。

很多妈妈认为宝宝的很多问题都是缺钙引起的，比如出牙晚、枕突、磨牙、出汗等。加上现在补钙广告盛行，电视上大肆宣传及时给宝宝补钙，致使妈妈们盲目给宝宝补钙。其实这都是错误的。

婴儿的钙摄入通常是不会有问题的，因为他们以奶为主食，几乎是所有人群中最不可能出现钙摄入不足的人群。1 岁后的宝宝每天大概需要 1 杯半到 2 杯奶来满足他们的钙需求（360～480ml 左右），不一定喝的是母乳，可以是其他奶制品，比如配方奶，鲜奶、酸奶、奶酪等，都可以加起来作为钙的主要来源。通过其他食物也能够补充一定钙质。

但是婴儿很可能会缺维生素 D，尤其是纯母乳喂养的宝宝。一是因为母乳中的维生素 D 含量很少；二是在添加辅食前，宝宝也不能吃到别的高维生素 D 食物。三是因为宝宝在会走之前大都在室内养着，很少有机会晒到太阳，无法让皮肤合成维生素 D。

三、维生素 D 缺乏的危害

当机体维生素 D 缺乏时，会导致钙和磷吸收障碍，宝宝容易出现骨折、骨骼钙化不良，甚至佝偻病。维生素 D 缺乏症状可以在婴儿早期出现，尤其是在母亲缺乏维生素 D 时。

佝偻病多见于 3 个月到 2 岁以内的宝宝，由于他们户外活动少，加上饮食不科学，最主要的原因是没有及时规范地补充维生素 D。佝偻病的临床表现有，多汗、易激惹、夜惊、囟门大、出牙迟、方颅、肋缘外翻、漏斗胸、鸡胸、X 或 O 型腿等，但是这些表现不具有特异性。我们不能单纯依靠临床表现来确诊疾病。维生素 D 缺乏的高危因素、临床症状与体征对于临床诊断会有一定帮助，但确诊还需要血生化和骨 X 线片，其中，血清 25-（OH）D 是衡量维生素 D 营养状况的最佳指标。

比如很多宝宝都有过枕秃，2、3 月龄到周岁前后尤为常见。真正的原因并不一定与缺乏钙和维生素 D 有关，而是这阶段的宝宝躺着的时间相对较长，脑袋跟枕头 / 床单接触的地方容易出汗造成头痒，宝宝通过左右摇晃头部来挠痒，枕部的头发因为经常受到摩擦，会脱落或长得缓慢稀疏，便是我们看到的"枕秃"。

另外肋外翻与膈肌牵拉、腹式呼吸等有关，是婴幼儿从卧位到坐、站位，胸廓的正常发育现象。在《维生素 D 缺乏性佝偻病防治建议》中，并未提到肋外翻是佝偻病的体征。

肋串珠、肋软骨沟才是佝偻病体征。肋串珠：1 岁左右婴儿沿肋骨方向于肋骨与肋软骨交界处可及圆形隆起，从上至下如串珠样突起，以第 7～10 肋骨最明显。肋软骨沟：膈肌附着处的肋骨受膈肌牵拉而内陷，胸廓的下缘形成一水平凹陷。

四、如何获得维生素 D

1. 食物

维生素 D 在我们常吃的天然食物中含量很少，主要是鱼肝油和深海鱼，比如金枪鱼，三文鱼等，少量存在于奶酪和蛋黄中。但是深海鱼并不是我们餐桌上的主要食物，因此，大部分家庭的饮食习惯，很难保证每天从食物中获得足够的维生素 D。

6 个月以内的宝宝，食物主要是母乳或者配方奶粉，尽管母乳是宝宝最好的食物，但母乳中维生素 D 含量很低，因此纯母乳的宝宝维生素 D 摄入量是远远不能满足要求的。

那么喝配方奶粉的宝宝呢？根据食品与药品监督管理局的规定，市场上销售的婴幼儿配方奶粉含维生素 D 最小浓度为每升含有 258 单位，最大为每升含有 666 单位，因此喝奶粉的宝宝，一般情况下，也需要额外补充适量的维生素 D。

2. 阳光

皮肤可在阳光紫外线的照射下合成维生素 D，这是人体维生素 D 的主要来源。合成足够维生素 D 需要的日晒时间跟紫外线的水平、季节、一天中的时段、云层的厚度等都有关系，很难说具体晒多长时间能够充足。不出门的宝宝，特别是纯母乳喂养的宝宝容易出现维生素 D 缺乏。

晒太阳补充维生素 D，简单、经济、方便。但是任何事情都有两面性。如果晒太阳时间过长有可能给宝宝的皮肤带来一些伤害。晒伤的皮肤会出现红、肿、热、痛，随后还会出现水泡、脱皮等，而且研究表明，童年时代的皮肤晒伤会导致宝宝以后患严重皮肤癌的风险增加。因此宝宝娇嫩的皮肤一定不能在太阳底下直晒。出门的时候一定要注意防晒，涂抹防晒指数高的防晒霜。防晒霜对于维生素 D 水平的影响非常小。需要注意的是，隔着玻璃晒太阳是不能合成维生素 D 的。

五、维生素 D 什么时候开始补充

美国儿科学会 2008 年新指南推荐，新生儿从出生后数日开始每天补充维生素 D400 单位，一直持续到儿童和青少年阶段；任何母乳喂养的婴儿，无论是否添加配方奶粉，均需要每天补充维生素 D400 单位。

因为新生儿通过饮食当中获得的维生素 D 比较少，他们又无法出门晒太阳，新生儿时期生长发育迅速，缺乏维生素 D 会影响钙、磷的吸收、影响骨骼的发育。因此宝宝要尽早补充维生素 D。

早产生儿出生后即应补充维生素 D。宝宝的维生素 D 的储备是在妊娠的后 3 个月，尤其是 34~35 周，所以早产儿出生时肝脏维生素 D 的贮备就少，并且早产儿出生后要追赶生长，母乳中维生素 D 含量很少，使得早产儿无法正常骨矿化，存在佝偻病的风险。所以早产儿出生后就应该立即补充维生素 D。

六、维生素 D 补充多少合适

美国医学会 2011 年最新版的维生素 D 摄入建议中，对于 1 岁以内的婴儿来说，每天 400 单位被认为是充足的。1 岁以上到 70 岁的所有人，每天 400 单位是估计能够满足一半人需求的量，而每天 600 单位是能够满足绝大多数人需求的量。而对于 70 岁以上的人群，推荐每天摄入 800 单位维生素 D。

维生素 D 和钙跟骨骼健康的关系是非常明确的，但是目前并没有证据表明跟其他疾病有关。建议合理补充适量维生素 D，是考虑到骨骼健康和骨折风险，不是"防百病"。宝宝每天补充 400 单位维生素 D 还是很安全的。买的维生素 D 补充剂，如果你按照说明书吃，应该都不会有问题。

七、维生素 D 补到什么时候

美国儿科学会的建议是，所有纯母乳宝宝从出生后几天起，每天补充 400 单位维生素 D；配方奶每天喝不足 1000ml 的部分，补足维生素 D 差额至每天 400 单位。补到什么时候呢？补到青春期结束。

八、补充维生素 D 的注意事项

补充维生素 D 时一定要注意剂量，避免过量。维生素 D 过量可引起一些非特异性的症状，比如厌食、体重下降、多尿、心律失常等，更严重的是它可能通过提高血钙水平导致血管和组织钙化，损伤心脏、血管和肾脏。可耐受最高摄入量：0~6 月是 1000 单位；6~12 月是 1500 单位；1~3 岁是 2500 单位；4~8 岁是 3000 单位；≥ 9 岁是 4000 单位。

九、需不需要补钙

补充维生素 D，是促进钙的吸收，那么平时宝宝到底需不需要补钙呢？

现在的电视广告，网络上关于宝宝缺钙，影响生长发育，严重影响了妈妈的判断。宝宝哭闹是因为缺钙，宝宝多汗是缺钙、宝宝枕秃也是因为缺钙，妈妈都不淡定了，在宝宝出生几天的时候就开始补钙。

现在很多小诊所和药店都宣称可以给宝宝测骨密度，检测数据偏低，就需要给宝宝补钙。如果不及时补，可能会影响宝宝的生长发育。其实这都是不科学的。骨密度检测对于判断老年人骨质疏松和预测骨折风险有重要的意义。但是儿童骨密度检测没有统一的标准，骨密度偏低，可能提示宝宝的生长旺盛。宝宝是不是需要补钙不是取决于宝宝的骨密度检查，而是取决于宝宝每天钙的供应量是不是充足。

日常饮食中很多食物当中都有充足的钙质，比如牛奶、酸奶、奶酪、蔬菜中。食物中获取钙是补钙的最好办法，不同年龄段，对钙的需要量也不一样，只要宝宝的饮食合理，能通过饮食摄取充足的钙，就不需要额外补充钙。钙不是补得越多越好，够用就好，补钙过度容易引起便秘。

0~6个月：每天最好摄入 200mg 钙。这段时间宝宝最好的食物是母乳，不但钙含量丰富，而且钙、磷比例合理，非常有利于宝宝吸收。

7~12个月：每天最好摄入 260mg 钙。这段时间钙的主要来源仍是母乳，每天要保证至少 600ml 的奶量。

1~3岁：每天的钙需求量为 700mg。这段时间钙的主要来源是母乳、牛奶和奶制品。如果宝宝饮食合理，每天 500ml 牛奶，可以保证充足的钙供应量。

如果宝宝饮食不合理，需要补钙，妈妈不要自行给宝宝补钙，最好咨询医生。不科学的补钙会引起副作用，有损宝宝身体健康。

十、补充其他维生素

很多妈妈都经常问我，需不需要给宝宝额外补充其他维生素，宝宝会不会缺钙、缺铁、缺锌。其实母乳中含有非常均衡的维生素，特别是维生素 B 族维生素、维生素 C、维生素 E，所以只要妈妈和宝宝饮食均衡、身体健康，那么宝宝一般不需要补充这些维生素。如果大量补充维生素，比如维生素 A 和维生素 C 可以引起中毒。中毒症状有恶心、皮疹、头痛等，偶尔还会出现更严重的不良反应。

宝宝只要奶制品充足，一般不会缺钙，但是如果宝宝饮食不均衡，有可能出现缺铁，导致贫血。贫血会影响宝宝的生长发育。大部分的宝宝出生时体内已经贮存了充足的铁，母乳中的铁非常利于宝宝的吸收。现在的配方奶粉都强化了铁的含量。

　　早产儿宝宝体内铁含量比足月宝宝要少，所以早产儿需要额外补铁。当宝宝 4~6 个月的时候，体内的铁已经慢慢消耗得差不多了，应该立即添加富含铁的食物。如果宝宝挑食，饮食不均衡，也需要补充铁。

十一、维生素 D 小结

　　维生素 D 是一种脂溶性维生素，能促进钙、磷的吸收，钙、磷是使骨骼强壮的重要矿物质，出生数天后就需要给宝宝补充维生素 D，每天 400 单位，一直补到宝宝青春期。平时给宝宝多吃富含维生素 D 的食物，比如深海鱼类、蛋黄等。每天都要进行 1~2 小时的户外活动，出门注意防晒。

　　不要给宝宝随便补钙，每天补充足量的奶制品，宝宝不会缺钙。如果随便补钙会引起副作用，有损宝宝身体健康。

湿疹，保湿护理很重要

　　小山是个只有 4 个月大的小宝宝，白白胖胖，特别招人喜欢。有一天妈妈在给他洗澡时，发现眉毛上有红色的小疙瘩，没有在意。过了两天，眉毛上的红疙瘩增多了，还有黄色的痂，两侧的脸颊也出现了很多细小的红疙瘩。妈妈可吓坏了，连忙到医院就诊。医生诊断为湿疹，叮嘱妈妈回去注意宝宝的皮肤做好保湿护理工作。那么什么是湿疹呢？湿疹怎么出现的？怎么护理呢？我们一起来看一下，这样可以让湿疹宝宝的妈妈心里多点自信，少点焦虑。

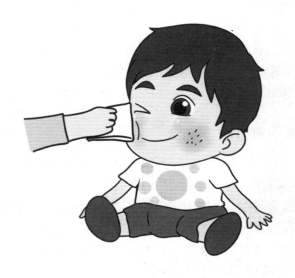

一、什么是湿疹

　　湿疹是婴幼儿时期的宝宝比较常见的，也是经常困扰宝宝和妈妈的皮肤问题。最早可见于 2～3 个月的婴儿，2 岁以后发生的概率会减小。湿疹一般先出现于面部、额部、眉间，逐渐向下蔓延，严重时躯干四肢也会出现小红疹。小红疹亦可变为小水疱，宝宝会觉得痒而忍不住去摩擦，皮肤破损后会流水出来，看起来很让人心疼。如果湿疹反反复复持续很长时间得不到有效治疗就会转为慢性，使皮肤变厚、干燥、形成突出表面的粗糙痂皮。

二、湿疹的高发部位

　　湿疹的发病部位不同年龄有点不一样。小宝宝多发生在面部、脸颊、眉头、下巴、头皮、腿或者胳膊的正面。一般不发生在纸尿裤覆盖的部位。大宝宝与成人一样，多发生在后颈、肘关节褶皱区以及膝盖后侧。大宝宝湿疹皮肤会变深、变厚，如果瘙痒抓挠还会留下瘢痕。

三、湿疹的表现

　　湿疹是多见于面部、额部、眉间的小红疹。疹子没有明确的界限，严重的宝宝会有水疱和渗出，感觉瘙痒。

湿疹根据皮肤损害分为 3 种临床表现形式：

干燥性：多见于 6 个月至 1 岁的宝宝，表现为红色丘疹，常见于面部、躯干及四肢伸侧面。丘疹上有糠皮样脱屑和干性结痂现象，常伴有剧烈瘙痒，影响宝宝的睡眠。

脂溢型：多见于 1 ~ 3 月的小宝宝，表现为皮肤潮红，常见于前额、颊部、眉间。小丘疹上会渗出淡黄色脂性液体并覆盖在皮疹上，然后会结成较厚的黄色皮痂，不易除去。一般痒感不太明显。

渗出型：多见于 3 ~ 6 月肥胖的宝宝。红色皮疹间有水疱和红斑，可能会出现皮肤组织肿胀，瘙痒，抓挠后会有黄色浆液渗出或出血，皮疹可向躯干、四肢及全身蔓延，而且容易继发皮肤感染。

湿疹很顽固，也让宝宝痛苦，爸妈伤神，但是值得庆幸的是只要处理得当，把皮肤护理放在重要的位置，湿疹可以得到良好的控制，也不会遗留瘢痕。

四、湿疹的起因

为什么宝宝会长湿疹？婴幼儿湿疹的病因较复杂，其发病与多种内外因素有关，有时很难明确具体的病因。湿疹虽然表现在皮肤上，但并不是皮肤本身出了问题，它是一种过敏性疾病，是遗传因素和环境因素共同作用的结果。

遗传：家族中有患过敏性哮喘、过敏性鼻炎、湿疹等过敏性疾病，宝宝得湿疹的几率就比较高。

环境：5 岁以下的宝宝，皮肤比较娇嫩，皮肤的屏障功能还没有发育完善，自身的免疫系统还没有发育成熟，对外界环境变化，或刺激的抵抗能力较弱，容易因为过敏原的入侵引起过敏。例如，粉尘、烟雾、螨虫、干燥、湿热、温差、不够清洁或者过度清洁、各种污染物质和有害物质都可以引起过敏。

其他：宝宝过敏也有一部分原因是饮食原因。过早接触奶制品，过早或不正确的添加辅食都有可能引起宝宝湿疹。此外，情绪不安、紧张疲倦、睡眠不足等情况也会引起湿疹。

五、湿疹宝宝如何护理

湿疹发作时，皮肤瘙痒，影响宝宝的饮食和睡眠，而且湿疹非常顽固，但是现在还没有有效的药物可以根治湿疹。因此，对于湿疹，妈妈首要做的就是护理好皮肤，缓解宝宝的不适感。

注意皮肤保湿。很多人认为湿疹的皮肤太湿导致的，其实这是错误的。湿疹会导致皮肤表皮屏障破坏，水分丢失会引起皮肤干燥，所以湿疹宝宝的皮肤特别怕干。皮肤保湿是治疗湿疹的最主要的办法。对于轻度的湿疹，一天多涂几次润肤霜，保持皮肤滋润，湿疹可以自行消退。如果宝宝出现渗水或者瘙痒，可以用温毛巾进行热敷。

在给宝宝洗澡的时候，注意洗澡水的温度，不要太热，最好是温水浴。时间不要太长，10分钟左右最好，时间太长，皮肤水分流失，加重湿疹的症状。不要使用碱性的沐浴露，避免使用香味太重的肥皂，因为对湿疹宝宝的皮肤刺激性很大。洗完澡后，用浴巾轻轻地拍干宝宝的皮肤，不要用力摩擦，避免刺激皮肤。并立即给宝宝使用大量的保湿乳，保湿护肤，滋润皮肤，以达到充分保湿的目的。

注意衣物穿着。宝宝穿的衣服要干净宽松，最好选择干爽透气的纯棉质面料，不要给宝宝穿化纤织物。内衣、外衣都不要选择羊毛面料、真丝面料、绒线毛衫，否则会刺激湿疹发作。睡觉的时候给宝宝穿长袖的睡衣睡裤，防止宝宝夜间瘙痒难忍而下意识地抓挠，伤到皮肤。新衣服买回来以后，要先清洗再给宝宝穿着。清洗宝宝衣物、以及床上用品的时候，不要使用碱性和含有香料的洗涤用品，避免刺激宝宝皮肤。

天气剧烈变化也是刺激湿疹发作的重要因素。天气变热，宝宝皮肤表面温度升高，水分蒸发容易使皮肤干燥而诱发湿疹。所以要注意保持室内空气流通，保持合适的温度和湿度，同时注意给宝宝适当减少衣物，夜里少盖被子。

注意饮食。宝宝的第一口食物最好是母乳，宝宝出生后不久添加配方奶粉，可能会导致以后在接触奶制品的时候出现牛奶蛋白过敏。哺乳期的妈妈可以尽量避免刺激性的食物，但不必完全不吃牛奶和鸡蛋。不要轻易给宝宝断奶，母乳是宝宝最好的食品。湿疹宝宝在添加辅食的时候注意观察，添加新的食物要观察3天，无不适，再添加新的食物。从一种到多种逐渐添加含有优质蛋白质的食物，保证宝宝的营养充足，避免影响发育。

注意居家清洁。螨虫、霉菌过敏的宝宝容易诱发湿疹。家中的霉变物品及时处理，保持室内干燥，空气流通。床上用品定期更换，热水清洗晾晒，窗帘沙发等物品定期吸尘处理，不要让宝宝在地毯上玩耍，地毯上的霉菌和螨虫会诱发宝宝的过敏症状，诱发湿疹。

六、湿疹用什么药物治疗

对于轻度的湿疹，做好皮肤护理，保湿护肤就可以使湿疹消退，无需使用药物。但是中、重度的湿疹宝宝，皮肤保湿的同时需要配合使用药物来治疗。常用的药物有：弱效的外用激素、抗过敏药、抗感染的药膏等。

激素：治疗中、重度湿疹，外用激素药膏是首选的药物。很多家长害怕激素，害怕有副作用，宁愿宝宝瘙痒厉害影响睡眠了，也不愿意使用激素药膏，其实这是不对的。只有在长期大剂量口服或者注射激素的时候才会产生影响内分泌系统等严重的不良反应。治疗湿疹一般采取局部皮肤外用的激素，不良反应仅局限于皮肤。短期使用弱效激素药膏只可能会出现皮肤变薄、色素沉着等副作用。严重的副作用是激素性皮炎，这只有在长期、大剂量滥用强效激素药膏才会产生的。因此只要在医生的指导下，合理选择并合理运用激素是安全的。

日常生活中常见的激素药膏有很多种。其中1%氢化可的松和0.1%丁酸氢化可的松属于弱效，某些医院自制的外用地塞米松药膏也属于弱效激素。需要注意的是地塞米松口服或者静脉注射属于中、强效激素，只有医院自制的外用地塞米松药膏属于弱效激素。0.025%的醋酸氟轻松属于含氟的中等强度的激素，容易引起色素沉着，留下色斑。

常用于治疗宝宝湿疹的激素药膏是1%氢化可的松和0.1%丁酸氢化可的松。使用弱效外用的激素药膏时，症状消失就可以停药，不需要逐渐停药。

抗过敏药：口服抗过敏药有助于缓解宝宝难以忍受的瘙痒。常用的抗过敏药物有扑尔敏、息斯敏（氯雷他定）、西替利嗪等。扑尔敏属于第一代抗过敏药，止痒的效果会稍强点，但是有明显的镇静催眠作用，会使人嗜睡、乏力等，第二代抗过敏药，几乎无镇静催眠作用，而且药效变长，一天只需要用一次。

抗感染的药膏：中、重度湿疹，宝宝瘙痒难忍，会可能挠痒导致皮肤破溃、流水，合并细菌感染或者真菌感染。这时候需要联合使用抗感染的药膏。细菌性感染选择百多邦治疗，真菌性感染选择曲安奈德益康唑乳膏治疗。

很多妈妈都觉得激素有很多副作用，不放心给宝宝使用，选择中药成分的制剂或听信各种偏方。其实这都是错误的。很多小诊所自制中药制剂都添加了地塞米松，量多少都不明确，这种情况才属于滥用激素。

曾有报道一个 5 月龄的宝宝得了湿疹，妈妈用无花果煮的水给他洗澡然后放在太阳下晒，导致脚上起了大水疱，全身多处化学灼伤，需住院治疗。也有的妈妈听说喝金银花水也可以治疗湿疹，这种做法对于蚕豆病的宝宝有可能引起溶血。

所以湿疹，一定要到正规医院就诊，在医生的指导下用药，不要自行乱用药。

七、外用激素药膏注意事项

外用激素是治疗宝宝湿疹的主要药物。外用激素品种多，使用不当也会出现很多不良反应，在使用激素的时候注意哪些问题呢？

第一、不能随便乱用药，必须在医生的指导下使用。

第二、宝宝湿疹在治疗的时候首选弱效激素药膏。

第三、外用激素涂的次数不能太多。一般每天仅需涂抹 1～2 次。湿疹症状轻，一天 1 次即可；严重湿疹最多一天涂 2 次。

第四、控制使用时间。外用激素药膏使用时间以 5～7 天最好。如果使用效果不佳，及时到医院看医生调整用药。

八、湿疹什么情况下看医生

如果妈妈按照上述的办法操作，用心护理，湿疹很快就会好转。哪些情况去看医生呢？

当宝宝出疹的情况很严重，上述办法没有效果；

宝宝出现发烧或者感染，比如湿疹部位出现水疱、发红、疼痛、渗水；

湿疹加重或出现新的湿疹。

只要出现其中一种情况或多种情况，都需要看医生。

九、湿疹能断根吗

近几年，宝宝湿疹成了皮肤科常见疾病。湿疹是宝宝出生后对外界环境的一个自然免疫适应过程，是由于人体的免疫系统不成熟或者免疫失调诱发的疾病。新接触一个环境或者食物都可能诱发宝宝湿疹。我们不可能采用破坏人体防御体系的方法去治疗，所以现在没有根治的方法。没有任何一种药物可以根治湿疹，但是随着年龄增长，宝宝的免疫系统逐渐增强，湿疹可以自愈。

等待宝宝长大的过程中，家长能做的就是通过护理和合理的用药，尽量避免宝宝接触过敏原，来控制湿疹的反复发作。家长面对湿疹宝宝，一定要心态平和，做好打持久战的准备。

十、湿疹小结

湿疹是婴幼儿时期的宝宝比较常见的皮肤问题，是一般先出现于面部、额部、眉间的小红疹，逐渐向下蔓延。疹子没有明确的界限，严重的宝宝会有水疱和渗出，感觉瘙痒。湿疹的病因较复杂，其发病与多种内外因素有关，主要是遗传和过敏共同作用的结果。

轻度湿疹注意保湿，每天多涂涂润肤膏，不要用碱性的沐浴露给宝宝洗澡，宝宝穿的衣服要干净宽松，最好选择干爽透气的纯棉质面料。

中度湿疹首选的药物是外用弱效激素，1% 氢化可的松药膏，一天一次，症状好以后立即停药。

重度湿疹可以选择中效激素药膏，症状控制后改为弱效激素药膏。可以同时使用口服抗过敏的药物。如果破口流水导致细菌感染，可使用红霉素软膏或百多邦，如果引起真菌感染，使用曲安奈德益康唑乳膏。

幼儿急疹，妈妈护理很关键

小美已满 8 个月了，一直健康苗壮地成长，胖乎乎，特别可爱。可是昨天下午突然发烧了，体温 39℃左右。爸爸妈妈面对宝宝第一次发烧，有点手足无措，连忙来到医院检查。医生看过后，嘱咐使用退烧药，及时观察，注意退烧后有没有疹子。如果有的话。可能是幼儿急疹。小美回到家，立即查阅相关资料，观察着宝宝的病情变化。那么什么是幼儿急疹、如何诊断和护理呢？下面一起来看一下。

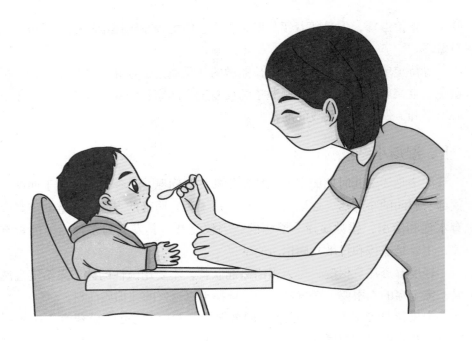

一、什么是幼儿急疹

幼儿急疹，又叫婴儿玫瑰疹，是一种常见的、温和的病毒（人类疱疹病毒）感染引起的。主要是 HHV-6B，少部分是 HHV-7。会导致宝宝特别是幼儿发烧和出现红疹。绝大多数的宝宝在 1 岁之前第一次发烧都是由于这个疾病。

引起这种疾病的病毒是疱疹病毒的一种，但是这种病毒不会导致其他的疱疹感染，如唇疱疹，水痘或者带状疱疹。它常常引起 6 个月到 2 岁的孩子感染，此病的高发年龄段是 7 个月到 13 个月的宝宝之间，90% 的宝宝都在 2 岁前感染。极少数的情况下，也可以发生在小到 3 个月以下的宝宝、大到 3 岁的宝宝身上。在子宫里时，胎儿通过妈妈获得抗体保护他们不被感染，但是这种免疫随着时间减少，而婴儿还没有发展起自己的抗体。

幼儿急疹发病于接触到病毒后的大约 5～15 天，通常不会导致孩子什么问题，但有时候也会让孩子生病、不舒服。高烧和红疹可能持续几小时到三五天，有的孩子症状会非常轻微，你可能都没有发现孩子生病了，而有的孩子会经历幼儿急疹全部的症状。家长不必惊慌，幼儿急疹是一种常见的可以自愈的良性感染性疾病。幼儿急疹的最大特征是热退疹出，当热退后，宝宝的身体上会出现细细的颗粒性疹子，这也预示着疾病接近尾声。

一般来说，整个病程如果没有出现合并症和并发的疾病，幼儿急疹本身是不需要过多的药物治疗的，及时合理使用退烧药就可以了。

二、幼儿急疹的症状

幼儿急疹的症状包括两个时期，发热期和出疹期。

发热期。常突发高烧（40℃或更高），常常持续3～5天。一些宝宝可能出现高热惊厥、四肢抽搐，看上去很吓人，这让家长非常紧张，但通常并不是严重的问题，因为大多数热性惊厥都是良性的，不会对宝宝造成损害。

有的宝宝也会出现食欲减退、不安或轻咳等症状。也有的宝宝体征不明显，仅有咽部和扁桃体轻度充血和头颈部浅表淋巴结轻度肿大。

出疹期。当高烧退去，体温恢复正常，身上可能出现凸起的红色疹子，再发展到手臂和腿上。红疹基本上持续1～2天，手指压下去会变白。红疹持续24～48小时很快消退，不会出现色素沉着，也不会脱皮，宝宝也不会出现不适的感觉。

需要注意的是，幼儿急疹也有可能只引起高烧，而不出疹。

三、幼儿急疹的诊断

幼儿急疹的确诊都是"马后炮"。很多家长带着宝宝去医院，医生也不能立即诊断为幼儿急疹，只有等宝宝退烧以后出疹，医生才能根据整个病程的临床表现，判断宝宝患的是幼儿急疹。

疹子是直径2～3mm的淡红色或红色斑（丘）疹，周围有红晕，压之褪色。一般开始于脖子、胸部、腹部等躯干部位，然后蔓延至脸部和四肢。

幼儿急疹一般不需要做医学检验的检查，比如血常规。血常规在感染性疾病中有一定的参考价值，但不是决定性作用，主要根据宝宝的症状和体征进行诊断。

四、幼儿急疹如何传播和预防

幼儿急疹具有一定的传染性，它能在人群中通过飞沫传播。感染的人在说话、咳嗽、打喷嚏的时候，病毒就可以通过微小的唾沫传播。健康的宝宝吸入这些唾沫星或者摸到，再去揉自己的鼻子或擦到嘴里，就有可能被传染。

无症状的成年人是主要传染源，很难预防。而宝宝只能在发烧和出疹子前传播疾病，一旦有了症状，就已经不具有传染性了。但也有文献认为在发烧期间也可能传播，不过出疹子时不会传播。

目前还没有明确的方法可以预防幼儿急疹，也没有相关的疫苗可以注射。所以经常洗手，是帮助减少病毒传播的最佳方法。用流动的水，洗干净手，并且用干净的纸巾或毛巾擦干，不要分享食物和水。避免带宝宝去人多的公共场合，保持居住环境的清洁，经常通风换气。同时提高宝宝的免疫力，注意饮食健康、营养均衡、搭配合理。

一般情况下，幼儿急疹只会影响到婴幼儿，几乎不会感染成人。所以医生认为宝宝感染了幼儿急疹后，会对它产生免疫。但是再次感染不是完全没有可能的，但是非常罕见。

五、如何区分幼儿急疹、麻疹、感冒

感冒的宝宝主要症状也是发烧，但流鼻涕、咳嗽等上呼吸道症状比较明显，退烧以后不会出红疹子。

麻疹的宝宝一般是在发烧 3 天后开始出疹子，但不同的是，发烧一阵出一阵疹子，热越高、疹越多，疹越多、热越高，高热伴随出疹。此外，宝宝还会伴有咳嗽、流涕、流泪、咽部充血等明显症状。尤其眼睛症状突出，如结膜发炎、眼睑水肿、眼泪增多、畏光等。患儿大多精神不振、食欲不佳。麻疹是从前额发际开始出疹，再到面部、躯干、四肢，3 天左右出齐全身，最后至手心、脚心，退疹的过程需要 3 天，退疹之后会留有一些色素沉着和脱屑。

幼儿急疹的宝宝是热退疹出，发烧 3～5 天后，退烧，然后出疹子，宝宝的精神状态、饮食都很正常。一般只在面部、前胸、背部出疹，出疹速度很快，同时出齐，退疹只需要 2～3 天，退疹之后不会留下任何痕迹，无色素沉着和脱屑。

六、幼儿急疹如何治疗

幼儿急疹不需要使用抗生素。幼儿急疹是病毒性感染，而抗生素是用于治疗细菌性感染的药物，所以抗生素不能用于治疗幼儿急疹。

幼儿急疹也不需要使用抗病毒的药物。幼儿急疹病毒属于自限性的疾病，一般情况下自然病程 5～7 天可痊愈，目前没有有效的抗幼儿急疹病毒的药物。

　　总体而言，具有正常免疫功能的宝宝，得了幼儿急疹的时候不会出现任何的并发症，所以只需要对症治疗，做好护理即可。

　　针对发烧，可以使用退烧药。常用的退烧药有对乙酰氨基酚和布洛芬。

　　对乙酰氨基酚是首选的退烧药，适用于 3 个月以上的宝宝，日常最大用量为每 4 小时一次，每次 15mg/kg，一天不超过 5 次。但是蚕豆病的患者应该避免使用本药。对乙酰氨基酚合理剂量下使用安全性很高，但是过量使用很容易造成肝损伤。因此服药前要仔细核对成分和剂量，避免过量。

　　布洛芬，适用于 6 个月以上的宝宝，日常最大用量为每 6 小时一次，每次 10mg/kg，一天不超过 4 次。

　　在使用退烧药的时候，一定要特别注意，严格按照体重计算剂量，不能过量。一般情况下当体温超过 38.5℃时使用退热药。

七、幼儿急疹如何护理

　　幼儿急疹除了采取退烧药进行对症处理，没有其他特殊的治疗方法，主要是注意加强宝宝的日常护理。

　　让宝宝多休息。让宝宝多在家休息，尽量避免外出活动，避免交叉感染。注意居家卫生，空气流通，室内凉爽、安静。

　　让宝宝多喝水。宝宝这个时候可以多喝些温开水或者果汁，补充宝宝发热、出汗时丢失的水分和电解质。如果出汗很多，必要的时候需要补充口服补液盐。

　　物理降温。如果宝宝体温没有超过 38.5℃，精神尚可。可以使用物理降温的方法进行降温。比如温水浴。

　　但是，不建议使用酒精擦涂和退热贴。酒精擦涂会对宝宝娇嫩的皮肤产生刺激，引起宝宝的不适感，有的宝宝还有可能会产生皮肤过敏，另外，酒精甚至可能会通过皮肤吸收对身体产生危害，特别是神经系统。所以，不能使用酒精为宝宝降温。退热贴是现在妈妈经常使用的一种物理退热的方法，但是退热贴的作用不明显，有可能导致皮肤过敏，因此不建议使用退热贴。

　　保持宝宝皮肤卫生。当宝宝大量出汗的时候，一定要经常给宝宝擦去身上的汗渍，保持皮肤清洁、卫生。

八、哪些情况需要看医生

幼儿急疹一般情况下，很少出现各种并发症，可以自行在家退烧护理即可，但是，当出现以下情况时需要带宝宝看医生：

宝宝小于 3 个月，肛温大于等于 38℃，即使宝宝精神状态还可以，也要及时看医生，因为小宝宝的病情变化非常快；

宝宝无精打采，精神不振、昏昏欲睡；

宝宝不喝水；

使用退烧药无法帮助宝宝有效降温；

宝宝出现短于 5 分钟的高热惊厥；

高热伴有其他疾病出现，比如心脏病；

高热的同时伴有疹子出现。

以下情况需要叫救护车，紧急送医院：宝宝出现超过 5 分钟的高热惊厥，宝宝在高热惊厥后没有及时醒来，宝宝在高热惊厥后似乎非常难受。

九、幼儿急疹小结

幼儿急疹是宝宝 6 个月以后最常见的疾病，主要症状是发烧，最大的特征是热退疹出。疹子不痛不痒、没有传染性、不会留疤、也不用特殊处理。宝宝发烧低于 38.5℃可以在家温水浴进行物理降温，给宝宝多喝水。发烧超过 38.5℃首选药物降温，常用退烧药有对乙酰氨基酚和布洛芬。幼儿急疹是病毒感染，属于自限性疾病，不需要使用抗病毒药物，也不需要使用抗生素。

荨麻疹，增强体质是王道

果果爸爸买了几只螃蟹做晚餐，果果吃得很开心。可是到了睡觉的时候，他一边抓背，一边哭闹说痒。妈妈掀开衣服一看，果果的后背上一大片红色的大疙瘩。果果这是怎么了？有什么办法缓解吗？

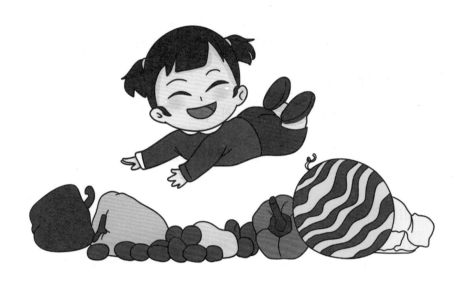

其实果果这是对螃蟹过敏，发生了荨麻疹。近几年由于空气污染等原因，过敏体质的人越来越多。当宝宝皮肤上出现凸于皮肤表面的红色皮疹，各个部位皮肤都可能出现，剧烈瘙痒，用手摸上去有点发硬，就应该怀疑宝宝得了荨麻疹。荨麻疹看起来像被蚊子咬过，两边红，中间发白，结节上没有脱皮。

一、什么是荨麻疹

荨麻疹一种过敏性皮肤病，是由于机体受到刺激导致皮肤、黏膜血管扩张，通透性增加引起的。荨麻疹可以出现在身上所有地方，也可能局限于某个部位。出疹部位可能在几个小时内发生变化，从一个地方，转移到另外一个地方。宝宝发生的荨麻疹多数是急性起病，突然发作，大多持续半个小时以后自行消退，消退后不留痕迹。荨麻疹很痒，宝宝在发作过程中会比较烦躁、哭闹不安、影响饮食和睡眠。

二、荨麻疹的病因

大多数病例，无法确定荨麻疹的病因，常见的原因有：

食物，儿童荨麻疹有很大一部分是由食物过敏引起的。不同人群，不同年龄，诱发过敏的食物也不相同，牛奶、鸡蛋、鱼肉、花生等都有可能。

感染，最常见的是病毒感染。

药物，不良反应有过敏反应的药物均有可能引起荨麻疹。

蚊虫叮咬、吸入花粉、冷空气刺激、情绪激动也都有可能出现。

三、什么时候看医生

大多数荨麻疹仅表现在皮肤上，症状轻微。严重的荨麻疹会出现各种并发症，恶心、呕吐、腹痛、腹泻、胸闷、喘息、呼吸困难、喉头水肿，个别人会出现窒息并危及生命。当宝宝出现这些症状其中一种或几种一定要及时去医院。

四、如何治疗

口服抗过敏药可以减轻或消除荨麻疹带来的瘙痒，6 个月以上宝宝可以用氯雷他定和西替利嗪。严格按照说明书，根据体重计算剂量，不要过量。对皮肤瘙痒的部位可以进行冷敷，会有效缓解瘙痒。

如果宝宝出现并发症，及时去医院治疗，医生可能会使用肾上腺素进行治疗。

五、预防

尽量想办法确定过敏原是什么。如果局限在皮肤某一部位，很有可能是接触过敏原造成的，如果是全身都有出现，可能是由于饮食引起的，确定好过敏原以后尽量避免再次接触。

对于没有办法回避的过敏原，比如冷空气，可以让宝宝多锻炼增强体质，增强宝宝适应环境的能力，降低过敏的几率。

在荨麻疹发作的时候，平时不过敏的物质，也有可能会引起过敏反应。所以，在宝宝荨麻疹发作期间，尽量避免接触易导致过敏的因素，将过敏的几率降到最低。

六、荨麻疹小结

荨麻疹是由于多种原因引起的皮肤出疹性疾病，表现为凸于皮肤表面的红色瘙痒皮疹，荨麻疹发病原因不明，很大一部分是由食物过敏引起的。荨麻疹发作时可以使用抗组胺药氯雷他定或西替利嗪。平时注意避免接触过敏原，锻炼身体预防荨麻疹发作。

尿布疹，用心护理可预防

旺旺刚满月，妈妈奶水充足，一直纯母乳喂养。旺旺从出生到现在每天都排便 4～5 次。每次排便后，妈妈都用湿巾擦干净，再换上干净的尿布。可是这几天旺旺老是哭，特别是一擦屁股就哭。妈妈一看，旺旺的屁股红红的。妈妈可急得不得了，上网查各种办法希望快点好。有的网友建议排便后不再用湿巾擦了，用温水洗，用纱布拍干，并涂上护臀膏，旺旺妈妈按照网友的建议做，没几天，红屁股好了。

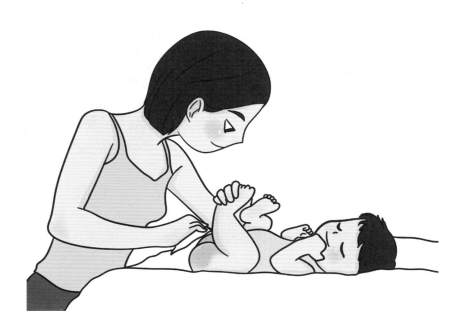

可是有的宝宝就没旺旺那么幸运了。严重的红屁股会出现皮肤破溃，渗水等。需要看医生，用药物治疗。红屁股到底是怎么形成的呢？有什么办法预防和治疗呢？一起来看一下。

一、什么是红屁股

红屁股是尿布疹的俗称，是婴儿中常见的皮肤病，是尿布覆盖部分的皮肤出现皮疹或皮肤发炎的现象。主要发生在下腹部、臀部、生殖器和大腿根褶皱处。

由于婴儿的皮肤极为娇嫩，直接接触在尿液中或粪便的部位，会发红、出现红色的小疹子或皮肤变得比较粗糙。严重的会破溃、渗水，导致宝宝感觉疼痛，影响睡眠和饮食，需要及时治疗。

二、尿布疹发生的原因

尿布疹发生的主要原因是由于尿中的尿素分解出氨的代谢产物后刺激宝宝娇嫩的皮肤，或因大便在臀部滞留时间较长后发酵产生酸性物质损伤皮肤，加上出汗多，局部潮湿，尿布摩擦等多种因素，损伤宝宝柔嫩的皮肤。

尿布太长时间没有更换。潮湿的环境很容易令皮肤发炎，尿布上的尿液会分解出氨的代谢产物，刺激皮肤。

宝宝大便以后没有及时更换尿布。粪便中含有助消化物质侵蚀皮肤，令皮肤出现红疹。

纸尿裤或湿巾上的化学物质、尿布上残留的洗涤剂、漂白剂等成分，都会刺激皮肤引发炎症。

宝宝新添加辅食，导致大便性状发生改变，引起腹泻，处理不当，刺激皮肤，引起红屁股。过多食用某些水果，使大小便的酸性增加，对屁股的刺激更大。

使用抗生素。抗生素干扰肠道菌群，引起腹泻，均会使红屁股，变得更严重。

当宝宝的皮肤出现破损，再次接触尿液和粪便，就会加重反应。也容易受到细菌和真菌的感染。

三、尿布疹多见于哪些宝宝

尿布疹多见于1岁以内的宝宝，婴儿在某些年龄段和某些情况下也更容易发生尿布疹：

8～10个月的宝宝。

没有及时更换尿布，尿布没有保持干净、干爽。

腹泻的宝宝。大便次数多，水样便，清理不及时、不干净容易导致尿布疹。

刚开始吃辅食的宝宝。刚添加辅食的宝宝，对食物不耐受，会引起消化过程改变，容易腹泻。

正在服用抗生素的宝宝。抗生素会导致肠道菌群紊乱，引起腹泻。也会刺激导致皮肤感染的真菌繁殖。

四、尿布疹如何预防

最好选择母乳喂养，数据表明母乳喂养的宝宝患尿布疹的几率明显低于配方奶喂养的宝宝。

宝宝大便后，及时更换尿布。用温水清洗屁股之后用柔软的棉布或纱布拍干屁股，或者用吹风机最低档吹干。尽量不要用湿巾，因为湿巾中含有化学物质，会令皮肤更敏感。同时使用湿巾擦拭，会在屁股残留水分，无法保持屁股干燥。

经常更换湿尿布。如果是布尿布，尿湿立即更换，如果是纸尿裤，2～3个小时更换一次，一旦排大便立即更换。减少皮肤与尿液的接触。布尿布要使用热水反复、彻底地漂洗，还可以在第一次漂洗时加入一点儿醋，以消除碱性刺激物。

尽可能地将宝宝的屁股暴露在空气中，使用纸尿裤的时候注意里面仍有空气流通。

在干爽的屁股上，使用油性保护物质，防止尿液或粪便接触受损皮肤引起皮炎或红疹。常用的油性物质有橄榄油、麻油、鱼肝油等。也可以涂抹含有氧化锌、凡士林成分的护臀膏。给宝宝使用油性保护物质的时候，要厚厚地涂才有效果。

避免使用爽身粉。因为粉剂吸水后容易形成硬结，不但无法保持局部干燥，还会刺激宝宝皮肤。而且爽身粉主要成分是滑石粉，天然的滑石粉主要成分是石棉，石棉属于第一类致癌物。

五、如何为宝宝换尿布

正确更换尿布能有效地预防红屁股。为宝宝更换尿布前，要确定所有需要的东西都在伸手能拿到的地方，以防宝宝单独留在床上或尿布台上，扭来扭去发生意外。

更换尿布需要的物品有：

干净的布尿布或纸尿裤；

冲洗屁股的盆、温水、毛巾、柔软的纱巾、纸巾等；

护臀膏。

操作过程：

将宝宝平放于尿布台或床上，使其感觉舒适安全；

取下脏尿布，用软纸巾沾温水轻轻将宝宝的屁股擦干净（女宝宝要从前往后擦拭）；

用流动温水冲洗屁股；

让宝宝的屁股自然晾干，或者用柔软的纱巾拍干屁股、用吹风机吹干；

涂抹厚厚的护臀膏。

六、尿布疹什么时候看医生

妈妈严格按照及时清洗、晾干、涂抹护臀膏进行操作，2 天后没有好转，甚至加重；

宝宝开始发烧；

尿布疹不断延伸，到达腹部、背部等处；

出现水疱或化脓性溃疡；

宝宝不足 6 周就出现尿布疹。

七、尿布疹如何用药

轻度的尿布疹，如果妈妈认真护理，局部使用含有氧化锌或鞣酸的护臀膏，是可以痊愈的。当宝宝出现严重的尿布疹的时候，可局部适量使用弱效糖皮质激素。如果或者合并细菌、真菌感染需要用对症的治疗。

对于继发细菌感染的尿布疹，可以涂抹红霉素软膏或者百多邦治疗。对于继发真菌感染的尿布疹，可以使用派瑞松。派瑞松主要成分是益安唑，可以对抗真菌感染。此外还含有少量激素曲安奈德益康唑乳膏，具有抗炎和抗真菌作用。

八、尿布疹总结

宝宝出生，对于新手妈妈最大的挑战就是护理宝宝的屁股。妈妈一定要做到勤换尿布，大便以后及时处理，用清水清洗，干净纱布拍干，不要用湿巾，尿布一定要清洗干净，让宝宝的屁股彻底晾干，清洗干净以后及时涂护臀膏，要涂厚厚的一层。如果出现尿布疹加重、水疱、发烧应及时去医院看医生。如果继发细菌感染可以使用红霉素软膏或百多邦治疗，如果合并真菌感染可以使用具有抗炎和抗真菌作用的安奈德益康唑乳膏。

手足口病，预防最主要

安安是幼儿园小班的一名小朋友。前几天，他幼儿园放学回来以后就有点发烧。过了几天不愿意吃饭，一吃东西就说嘴巴疼，晚上睡觉的时候都会因为嘴巴疼哭闹。妈妈看着很担心，赶紧领着到医院去检查。经医生检查发现，安安的嘴里有很多红色的小水疱，医生又检查了其他地方，安安的手心、脚心、屁股上也有很多红色的小水疱，像绿豆大小。医生诊断安安得了手足口病。症状轻，开了药让妈妈回家好好护理，让安安最近不要上学。什么是手足口病？需要注意什么问题呢？

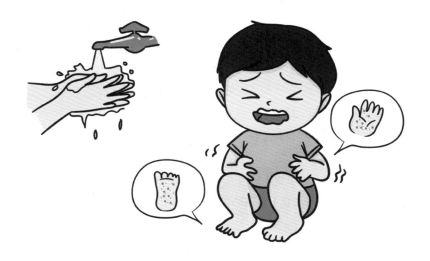

近几年，手足口病发病率逐年上升，逐渐成为一个让妈妈们闻风丧胆的传染病。手足口病从 2009 年开始被纳入法定传染病报告，每年 4、5、6 月份的手足口病发病数平均为 22 万例、34 万例和 35 万例，这 3 个月的发病数几乎占全年发病数的一半。手足口病的月均发病数在所有法定传染病里是最高的，比排名第二的肺结核整整多了 6 万例。

其实，绝大多数手足口病例病情很轻，真正严重病例的比例很少，重症比例不到 1%。与每月 17 万例发病数相比，每月死亡病例只有 36 例，死亡率仅为 2.1/ 万。在所有 45 种细分病种的传染病里，手足口病的死亡率仅排在第 31 位。

手足口病是高发病率、低死亡率，只要没有并发症，不需要特别治疗，在家护理就可以自愈。

一、什么是手足口病

手足口病多发生于 5 岁以下的宝宝，主要症状为：发烧，手、足、口腔起疱疹。发病率高，但大部分宝宝症状轻微，可以自愈。只有极少数患者可引起心肌炎、肺水肿、无菌性脑炎、脑膜炎等并发症，个别重症患儿病情进展快，易发生死亡。手足口病主要是由肠道病毒引起的常见传染病，引发手足口病的肠道病毒有 20 多种，其中以柯萨奇病毒 A16 型和肠道病毒 71 型最为常见。每年 5 ~ 7 月是手足口发病的高峰期。

二、手足口病的症状

手足口多急性起病，低热，也有的宝宝不会发烧，然后口腔黏膜出现散在疱疹或溃疡，多位于舌、颊黏膜及硬腭等处，口痛、厌食，手、足、臀部、臂部、腿部出现斑丘疹，后转为疱疹，疱疹周围可有炎性红晕，疱内液体较少。其中手足部相对较多，掌背面均有。

三、如何预防手足口病

手足口病属于粪口传播，也可以通过咳嗽、喷嚏的飞沫传播。当宝宝的手接触到手足口病病毒，然后用手拿食物或碰到嘴巴，病毒就会进入宝宝体内，引起感染。预防手足口病，有个五句口诀：勤洗手、吃熟食、喝开水、勤通风、晒太阳。

勤洗手。病从口入。宝宝回家第一件事情就是洗手，饭前便后都需要洗手。认真有效的清洗双手，能有效地预防疾病传播。

远离传染源。5 ~ 7 月是手足口病发病高峰期。这期间不要带宝宝去人群聚集、空气流通差的公共场所，避免宝宝接触手足口病的患者。

保持卫生。打喷嚏、咳嗽的时候不要用手捂着嘴和鼻子，要学会用手肘或纸巾捂着，避免引起间接感染。注意保持家庭环境卫生，居室要经常通风，勤晒衣被，宝宝用的餐具、玩具也要定期消毒。

注射手足口病疫苗。现在已经研制出手足口病疫苗，可以预防 EV71 病毒引起的手足口病。大约可以预防 1/3 的手足口病以及 90% 以上的重症手足口病。妈妈可以带宝宝去防疫站接种。

四、什么情况下看医生

手足口病大部分症状轻微不需要去医院治疗，在家自行护理就好。但也有极少数发展成为重症手足口病，需要及时住院治疗。妈妈在家护理的时候要认真观察，出现下面任何一种情况都要及时去医院检查治疗。

宝宝在 3 岁以内，病程在 4 天以内的，要特别警惕，因为 ≤ 3 岁儿童是手足口病的高危人群，重症也几乎都发生在这个年龄段，即便保全了性命，也可能出现后遗症；

宝宝发烧 38.5℃以上超过 24 小时；

宝宝心跳频率明显加快、呼吸困难、口唇发紫；

精神萎靡或出现不寻常的嗜睡；

肌肉抽搐痉挛或颈部及肢体僵硬、意识模糊或昏迷；

宝宝的口腔疱疹疼痛，引起吞咽困难不能正常进食，妈妈也应该带孩子去医院。因为进食少也可能会导致脱水，对宝宝的身体造成伤害。

五、手足口病与疱疹性咽峡炎、水痘、麻疹的区别

手足口病是肠道病毒感染引起的，主要由柯萨奇 A16 和肠道病毒 EV71 常见。主要症状为低热、咽喉痛、疱疹。疱疹主要出现在口咽部，疱疹为绿豆大小，不太清亮的水疱，还可以出现在手心、脚心、屁股、腹股沟区。

疱疹性咽峡炎和手足口病一样，都是肠道病毒感染引起的，疱疹性咽峡炎主要由柯萨奇 A 型引起，包括 A1-6，8 等，EV71 也可以引起疱疹性咽峡炎，但几率很少。主要症状也是发烧、咽喉疼、疱疹，只不过疱疹性咽峡炎的疱疹局限于咽喉部，以咽后壁、扁桃体、软腭为主。疱疹性咽峡炎主要是对症治疗，没有疫苗可以预防。

水痘是由水痘 - 带状疱疹病毒感染引起的，可出现发烧、咽痛、疱疹、全身不适等症状。水痘疱疹是全身性的，个头稍大且皮薄，有痒感。水痘一开始表现为小斑疹，很小的一片红疹，之后迅速发展为斑丘疹、丘疹，再发展到水疱疹，绿豆大小，有的比较大，清亮透明。

麻疹是由麻疹病毒感染引起的，突起高热，发烧 2 ~ 3 天后，在发烧不退的情况下出疹，出疹是有规律的，先从头颈部开始，自上而下有顺序地发

展直至手足心。退疹也是按先出先退的顺序，且疹退后皮肤上有色素沉着、脱屑。

六、手足口病如何治疗

当宝宝出现发烧、流口水、不愿意吃东西，会说话的宝宝主动说嘴巴疼，吃东西的时候疼得厉害的时候，妈妈需要检查一下宝宝的手、脚、屁股，如果出现红色疱疹或者斑丘疹，就有可能是手足口病了。

一旦诊断为手足口病，最好在家休养，隔离2周，避免和其他小朋友接触。普通的手足口病是由病毒感染引起的，具有自限性，一般不需要特殊处理，密切观察，用心护理，就会自愈。

世界卫生组织在《手足口病临床和公共卫生应对指南》中明确指出，手足口病的临床治疗以对症治疗为主，没有针对性的抗病毒药物。任何说抗病毒作用的中成药都是没有任何效果的，比如金银花、板蓝根等。

宝宝出现发烧，体温超过38.5℃时可以使用退烧药。世界卫生组织推荐的安全退烧药主要有对乙酰氨基酚和布洛芬两种。对乙酰氨基酚适用于3个月以上宝宝，一天不超过5次。布洛芬适用于6个月以上的宝宝，一天不超过4次。

不要使用含有阿司匹林成分的退烧药。阿司匹林用于病毒性感染引起的发烧会导致瑞夷综合征，导致肝功能损害合并脑病。不要使用安乃近退烧，会导致剥脱性皮炎、粒细胞减少等。

宝宝咽喉疼。口腔疱疹会使宝宝的口腔有强烈的疼痛感，吃饭的时候会使疼痛加重，拒绝吃饭。所以应该想办法保证宝宝身体每天需要的水分和电解质。妈妈可以使用口服补液盐溶液的方法。口服补液盐Ⅲ加250ml水，可以放在冰箱冻成冰棒，既能帮助缓解疼痛又能很好的补充水分和电解质。如果口腔疼痛剧烈可以使用对乙酰氨基酚、布洛芬等解热镇痛药，不一定要体温超过38.5℃才使用。对乙酰氨基酚和布洛芬除了有退热作用外，还有止痛作用，能够缓解宝宝口腔疼痛。

疱疹一般不需要处理，1周以后会自行消退，1个月以后痘印逐渐消失。如果宝宝不小心挠破，引起细菌感染可以抹红霉素软膏和百多邦。

手足口病是由病毒感染引起的，没有细菌感染的指征，不要滥用抗生素，会引起细菌耐药性。如果以后出现细菌感染，就没有合适的抗生素可以使用了。

手足口病是由肠道病毒引起的，所以很多人会想到使用抗病毒药如利巴韦林，以及一些宣传能抗病毒的中药，比如抗病毒口服液。我国的《手足口病诊疗指南（2010 年版）》里没有提抗病毒治疗。利巴韦林临床效果现在还不那么确定且副作用比较大，动物实验显示利巴韦林有明显的致畸性和致癌性。

2014 年，曾有报道，全国多家幼儿园给宝宝使用处方药病毒灵。也有的幼儿园在手足口病流行期间，给宝宝喝板蓝根或金银花预防疾病。大家要记住现在除了手足口病疫苗以外，没有有效的药物可以预防手足口病。是药三分毒，使用任何药物都有可能给机体带来不良反应。特别对于蚕豆病的宝宝，在使用金银花的时候会出现溶血反应。所以不要乱用药物防病。

宝宝喉咙疼，有溃疡，有的医生会开一些清热解毒的中药，比如康复新液。康复新液的药品，是美洲大蠊干燥虫体提取物，不良反应、禁忌证和配伍禁忌尚不明确，不建议给宝宝使用。

每年都有报道一部分手足口病的宝宝会发展为重症病例，甚至导致死亡，让家长很恐惧。有的妈妈就觉得是因为这些宝宝的免疫力低下导致的，所以就要求医生给宝宝开匹多莫德、脾氨肽、施保利通之类的免疫增强剂或调节剂。其实这些药增强或调节免疫的效果尚没有确实的证据。而且手足口病重症病例的发病机制目前还不明确，现在只知道 EV71 病毒感染的孩子风险更大，现在也没有任何药物被证实可以阻止普通手足口病发展为重症病例，所以不需要用这些药。

七、手足口病如何护理

手足口病轻症可以自愈，只需要在家用心护理即可，手足口病具有传染性，最好在家隔离 2 周，避免和其他小朋友接触。室内要经常开窗通风，保持合适的温度和湿度，宝宝用过的物品要彻底消毒。宝宝要勤洗手，剪指甲，避免抓破皮疹。

饮食方面：由于宝宝嘴里有溃疡，吃太硬或太粗糙的食物会加重疼痛，最好食用软质、流质的食物。最好不要太热，会刺激口腔更加疼痛。凉的食物、酸奶、水果或者冰激凌可以缓解疼痛，是不错的选择。宝宝不愿意吃饭有可能会引起脱水，可以使用口服补液盐。把口服补液盐冻成冰棒，一是可以帮助宝宝补充水分，二是凉的食物可以缓解宝宝口腔不适。

注意卫生：手足口病具有传染性，妈妈要做好消毒工作。帮助宝宝勤洗手，剪短指甲，叮嘱宝宝不要抠疱疹，注意保持皮肤清洁，防止感染。宝宝的日常用品最好勤消毒，餐具分开。室内温度最好保持在26℃，湿度保持在50%，使用加湿器的时候一定要注意清洁，避免引起新的感染。宝宝的衣服、被褥要清洁，衣着要舒适、柔软，经常更换。如果屁股有皮疹的宝宝，保持屁股清洁干燥。

生病期间注意休息，不要让宝宝太累，保证充足的睡眠，保持充足的体力对抗病毒。给宝宝多喝水，宝宝发烧的时候少穿、少盖，不要捂汗。体温低于38.5℃可以使用温水浴等物理降温的方法。体温高于38.5℃可以使用退烧药。

当宝宝愿意吃饭，说明病情开始好转，表明宝宝的口腔疱疹开始愈合，进入恢复期了。宝宝好几天没有吃饭，会出现食欲增强，比以前吃得多一点。这个时候，妈妈要注意循序渐进，根据宝宝的需求逐渐恢复正常饮食，切忌暴饮暴食，避免引起消化道紊乱。

八、手足口病小结

手足口病是常见的传染病，发病率高，死亡率低。手足口病主要由肠道病毒感染引起，症状为发烧，手、足、口腔起疱疹、咽喉痛、不愿意吃饭。手足口病属于自限性疾病，一般不需要特殊处理，密切观察，对症治疗，就会自愈。在家护理勤喝水，勤洗手、开窗通风、保持卫生，注意休息。发烧的时候可以使用退烧药，口腔疼痛吃流质、软的食物，不宜吃热的食物，也可以用口服补液盐，补充水分。

当宝宝3岁以内，病程在4天以内的，要特别警惕，发烧38.5℃以上超过24小时，心跳频率明显加快、呼吸困难、口唇发紫，精神萎靡或出现不寻常的嗜睡、肌肉抽搐痉挛或颈部及肢体僵硬、意识模糊或昏迷，需要及时去医院治疗。

便秘，调整饮食促排便

小航3个月了，一直由妈妈纯母乳喂养，从出生到现在，每天都排便4～5次。可是这几天，小航可把妈妈担心坏了。小航已经两天没有大便了。

小航是不是便秘了，要不要吃点药物缓解一下，要不要去医院看看？宝宝的一点小事，对于妈妈来说都是天大的事情。可是到第 3 天的时候，小航终于大便了，黄色软软的便便。排便过程不费力。

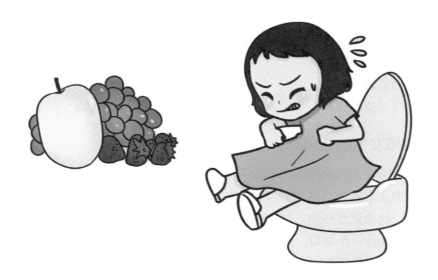

　　其实小航这是正常的，属于纯母乳的"攒肚"现象。但是有的宝宝，特别是配方奶喂养的宝宝和添加辅食以后的宝宝，如果出现排便次数少，排便费力，便干、粗、硬，这就属于便秘了。便秘，宝宝痛苦，妈妈也担心，应该怎么处理呢？让我们一起了解一下。

一、什么是便秘

　　每个宝宝都有自己的排便规律。不同年龄阶段的宝宝排便频率也不同。7 天内的宝宝，每天排便 4 次以上，便便为液体状或软便。6 个月以内纯母乳喂养的宝宝，每天排便 2 次以上，也可能好几天排便一次，为软便。添加辅食以后的宝宝，每天至少一次，为成形软便。

　　当宝宝排便次数减少，同时排便费力，便干、粗、硬，排便的时候疼痛，这样的情况就属于便秘了。这并不是绝对的，如果一个宝宝 2～3 天排便一次，但是为软便，这算不上便秘。如果有的宝宝，排便频率很高，但是排便很费力，这也算便秘，因为便便积聚在宝宝的肠道里没有被排泄出来。

　　便秘危害很大，便秘的宝宝容易生病，便秘也影响宝宝的食欲和睡眠。

妈妈如果怀疑自己的宝宝有便秘，可以观察宝宝是否出现下列症状，如果出现其中一条，那么就是便秘了。

新生儿，特别是配方奶粉喂养的宝宝，便质地偏硬，每天少于一次；

大宝宝，便质硬，排便费力，排便频率低，间隔时间长，每 3 ~ 4 天排便一次；

排便费力，便体积大，便干、粗、硬，排便的时候肚子疼；

排便以后，腹痛会减轻；

便表面或内部有血；

宝宝内裤或纸尿裤上有腹泻的粪便或其他来源于肠道的脏东西。

二、便秘发生的原因

便秘通常在大肠末端肌肉紧张的时候发生。因为这种肌肉紧张会阻碍粪便在肠道内正常通行与排泄。堆积在肠道里的便便越多时间越长，就会变得越干越硬，就会更难排出。便秘的时候，排便会疼，宝宝会下意识地不愿意排便，使便秘进一步加重。

造成便秘常见的原因有：

饮食不合理。吃配方奶的宝宝相对于纯母乳喂养的宝宝，更容易发生便秘。添加辅食以后的宝宝，如果饮食太过精细，膳食纤维很少的话也容易便秘。宝宝对某些食物过敏，也可能表现为便秘。补钙过多也会造成便秘。钙剂在胃肠道内吸收率很低，在肠道内会与食物中的草酸、脂肪等结合成质地硬的不溶物，会导致大便变干。

没有受到科学的排便训练。宝宝没有养成规律的排便习惯，或者经常憋便的话，会引起便秘，多见于 2 ~ 5 岁的宝宝。如果宝宝有憋便的问题，他的肠道内会堆积一条体积很大的便便，能有直肠那么长，憋的时间长的话，宝宝就不会再有便意了，严重的话必须借助药物、润滑剂等措施才能排便。便秘的宝宝在内裤或纸尿裤上会出现腹泻的粪便，或者其他肠道内的脏东西，这是由于便秘严重，肠道内压力大，肠道内固体大便周围的液体排泄物排出。只要发现这样的情况说明宝宝便秘，妈妈一定要帮助宝宝建立正确而良好的排便习惯。

心理或精神因素。多见于刚上幼儿园的宝宝。宝宝离开熟悉的家，进入陌生的环境，不愿意使用自己不熟悉的厕所，拒绝在幼儿园排便，有了便意也憋着。憋的越久，大便越干，排便越费力。排便费劲的时候还有可能感觉疼，越疼越不想排便，便秘越严重。

宝宝肠道发育不正常，如乙状结肠冗长等器质性病变。

三、便秘哪些情况需要去看医生

小于 4 月龄的宝宝出现排便困难，便干硬的时候，要去看医生，以排除器质性的病变。

宝宝经常性便秘，最好去医院确诊一下原因，有针对性地治疗。

宝宝的便便上有血，或宝宝的内裤、尿布上有血迹，或者擦屁股的纸巾上有血。

四、便秘如何预防

妈妈要熟悉宝宝正常的排便频率，便便性质和软硬程度。这样可以更好地判断宝宝是否出现了便秘，如果出现，便秘的严重程度如何。预防宝宝便秘主要有合理饮食和养成良好的排便习惯两方面。

预防便秘的最佳方法是给宝宝提供丰富膳食纤维的饮食。随着宝宝长大，饮食中的膳食纤维也应该增加。一个宝宝每天应该摄取的纤维素的克数应该约为其年龄加 5，比如一个 3 岁的宝宝，每天至少应该吃 8g 纤维。含有丰富膳食纤维的食物有全谷物、豆类、水果、蔬菜、马铃薯等。高纤维水果有西梅、火龙果、苹果、梨、杏、李子、葡萄干等。高纤维的蔬菜有豌豆、西兰花等。尽量少吃白米、白面、香蕉等。增加每天喝水的量也可以有效预防便秘。

很多妈妈在宝宝便秘的时候给他吃香蕉，认为香蕉通便。其实这是错误的。香蕉的营养成分以碳水化合物为主，含纤维素并不多，对便秘并没有帮助。相反，生一点的香蕉里面还含有果胶，可以帮助止泻。香蕉含钾比较多，能帮助腹泻病人补充因腹泻丢失的钾，所以便秘不要吃香蕉，腹泻可以吃。

当宝宝可以接受如厕训练的时候，每天都要求宝宝在小马桶上坐一会儿。鼓励宝宝坚持坐在马桶上 15 分钟，或者直到排便。在如厕训练的过程中一定要用积极的语言鼓励宝宝。宝宝最终会学会不在妈妈的指导下自己上厕所。

当妈妈给宝宝采用了高纤维饮食、增加宝宝每天的喝水量、培养排便习惯，宝宝还是存在不正常的排便，那么宝宝可能存在憋便的问题。这时候最好找医生咨询，并且精神要放松，不要给宝宝太大压力，以免形成排便恐惧。

五、便秘如何治疗

便秘宝宝容易出现扁桃体炎、支气管炎等呼吸道感染。便秘也会影响宝宝的食欲和睡眠。便秘的早期治疗很简单，如果妈妈不重视，便秘严重了，治疗难度就会加大。

轻度的便秘可以通过以下的方式缓解便秘。

母乳喂养的宝宝便秘比较少见，美国儿科学会建议宝宝满 1 岁以前最好用母乳喂养，最好能母乳到 2 岁。

如果已经吃辅食的大宝宝出现便秘，可以在宝宝的日常饮食中增加高纤维的食物，包括全谷物、全麦面包、高纤维的蔬菜和水果。增加每天喝水的量也能有效缓解便秘。

严重的便秘可以使用一些非处方的导泻药。目前最常用的药物是开塞露和乳果糖。

开塞露的主要成分是甘油，属于润滑性泻药，是通过肛门插入给药，导泻迅速、安全、方便。高浓度的甘油刺激肠壁，引起排便，还有局部润滑作用，有利于粪便排出，几分钟就可以起效。开塞露短期使用安全、效果好。如果长期使用的话，宝宝会对它产生依赖性，没有开塞露不会排便。所以开塞露只能偶尔用于宝宝严重便秘。

开塞露的使用方法：

帮助宝宝取左侧卧位，并适度垫高臀部；

剪去开塞露顶端，挤出少许甘油润滑开塞露入肛门段；

手持开塞露球部，缓慢插入肛门，至开塞露颈部，快速挤压开塞露球部（宝宝一般用每支 10ml 的儿童开塞露）。通常 5～10 分钟以后可以引起排便。

乳果糖是人工合成的由半乳糖和果糖组成的双糖，在小肠内部被消化吸收，提高肠道内渗透压，水分保留在肠道而增加粪便体积，从而软化粪便有利于排出。乳果糖在结肠中被消化道菌转化成有机酸，降低肠道内 pH，抑制结肠对氨的吸收，刺激结肠蠕动。由于对肠壁没有刺激性，乳果糖常用于治疗慢性功能性便秘。使用时要特别注意剂量，避免过量导致导泻过度引起宝宝电解质紊乱、脱水等。

另外揉宝宝肚子也可以改善便秘症状。绕着肚脐顺时针揉，促进肠道蠕动，改善便秘。也通过增加运动，促进肠道蠕动。

当宝宝便秘严重，排便时出现肛裂，怎么办呢？可以用温水坐浴，每次15分钟左右，一天2次。在肛裂局部涂抹红霉素软膏，直到伤口愈合。

不要给宝宝使用中药制剂，比如大黄、番泻叶、芦荟等。这些药物的主要成分是蒽醌类，会导致肠道沉着脂褐素，引起结肠黑变病，容易诱发结肠癌。

六、便秘小结

当宝宝排便间隔时间长，排便费力，便便干、粗、硬，说明宝宝便秘了。宝宝2～3天排便一次，但是便便不干不硬、排便过程顺畅，这不是便秘。

6个月以前纯母乳不会出现便秘。喝配方奶粉宝宝便秘，可以调整奶粉浓度或更换奶粉品牌。6个月以后便秘的宝宝，可以调节饮食，少吃精粮，多吃富含纤维素的食品，比如全谷物、豆类等，帮助宝宝养成定时排便的习惯，不要憋便，帮助宝宝顺时针揉肚子。

便秘严重偶尔可以使用开塞露和乳果糖；出现肛裂，可以温水坐浴，局部使用红霉素软膏，直到伤口愈合。

腹泻，补充水分最关键

豆豆8个月了，前两天喝完奶过了一会儿就吐了，一股酸臭味。之后再喝奶，每次喝完立即就吐，像井喷一样吐。也不愿意吃东西，一直哭闹，睡觉也不安稳。妈妈可着急了，豆豆这是怎么了？第二天豆豆有点发烧，妈妈给吃了退烧药，可是豆豆还是不愿意吃饭，精神也有点不太好。妈妈怕去医院交叉感染，想在家自己先观察观察。可是第三天，豆豆开始拉肚子，一股酸臭味，一次比一次稀，像蛋花样。把便便送去化验，医生诊断为秋季腹泻，开了益生菌、蒙脱石散和补液盐。叮嘱妈妈在家护理，补充足够的水分，过几天会恢复。妈妈一直用心护理，每次腹泻以后都清洗屁股，防止红屁股。第七天的时候真的不拉了，豆豆又恢复了活泼的状态。

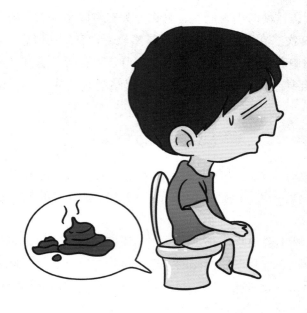

秋季腹泻，是宝宝腹泻常见的一种。益生菌、蒙脱石散都是治疗腹泻常用的药物。那么腹泻还有什么类型，具体哪些病因，还需要哪些药物治疗？使用方法如何？我们下面一起详细地探讨一下。

一、什么是腹泻

每个妈妈从宝宝出生开始最关注的就是宝宝的便便，每次拉完便便后都要仔细观察，看看有什么问题。通过便便能反映宝宝的身体健康不健康。一般来说，宝宝的年龄和饮食情况不同，便便的次数、形状和规律也有所不同。母乳喂养的宝宝，在新生儿期，便便每天可能达到 12 次之多，当宝宝逐渐长大，纯母乳喂养的宝宝，好几天便便 1 次也是正常的。当宝宝 2 岁的时候，每天都会有 1～2 次比较多的便便，当宝宝吃了燕麦、火龙果等纤维含量多的食物的时候。每天还会有几次量少的便便。

当宝宝大便性状突然变成了细软的水样便，频率明显高于平时，那么就可能是宝宝腹泻了。腹泻多发生于肠道内膜受损，肠道无法正常消化或吸收宝宝进食的食物和水分，同时体液也会通过受损的肠道内膜渗出。当宝宝腹泻的时候饮食中糖分含量高，会进一步加重体液的流失，原因是食物中不能吸收的糖分加速液体从肠道内膜渗出，加重腹泻。所以在宝宝腹泻的时候一定注意饮食，少吃含糖量和纤维量多的食物。

当宝宝排泄次数过多，机体丢失大量水分和电解质，就会造成机体脱水，严重的会出现电解质紊乱、休克等。脱水根据宝宝机体表现分为轻、中、重三度。轻度脱水宝宝的精神状态正常，有轻度渴感，皮肤稍干燥，弹性正常；嘴唇稍干燥；前囟、眼窝略凹陷；哭的时候有眼泪，尿量减少。中度脱水宝宝的精神状态较差、精神萎靡，口渴明显；皮肤干燥、弹性差；口腔干燥；前囟、眼窝凹陷；尿量明显减少。重度脱水宝宝精神极度萎靡、精神淡漠、口渴明显；皮肤苍白干燥、弹性差，手脚冰凉、身上出现大理石样的花纹；前囟、眼窝明显凹陷；尿量极少或无尿。脱水程度越重，病情越重，妈妈一定要学会判断脱水的程度，当宝宝出现中、重度脱水及时去医院治疗。

判断宝宝脱水程度

脱水程度	精神状态	皮肤	口唇	前囟、眼窝	尿量
轻度	精神状态正常，有轻度渴感	皮肤干燥、弹性正常	干燥	略凹陷	哭时有眼泪，尿量略少
中度	精神状态较差，口渴明显	皮肤干燥、弹性变差	干燥	凹陷	明显减少
重度	精神萎靡、淡漠，口渴明显	皮肤苍白干燥、弹性差、手脚冰凉，身上出现大理石样的花纹	干燥	明显凹陷	尿量极少或无尿

所以，腹泻的时候及时合理补充足量的电解质和水分，可以预防脱水。

二、腹泻发生的原因

宝宝腹泻最常见的原因是感染，肠道病毒感染或者是细菌感染。

我们把引起宝宝腹泻的常见原因总结一下：

肠道病毒（最常见）；

轮状病毒（秋季腹泻）；

细菌感染（大肠杆菌、沙门菌等）；

寄生虫感染（阿米巴痢疾）；

食物中毒（不洁净的饮食、误食有毒的蘑菇等）；

药物的副作用；

食物过敏；

牛奶乳糖不耐受；

肠道外感染（可因发烧或病原体的毒素作用引起消化道功能紊乱）。

由此可以看到，引起宝宝腹泻最常见的原因是感染，所以平时一定要注意卫生，勤洗手，饮食要洁净。

三、什么情况应该看医生

当宝宝是由于病毒感染导致的腹泻，宝宝会出现呕吐、发烧、大量稀水样便、甚至烦躁不安。当宝宝出现异常便便颜色的时候应该及时看医生。当宝宝出现下面的症状的时候，也应该及时看医生。

超过 24 小时的发烧；

血样便。便中带血，可能由于肠道内膜损伤；

持续 12~24 小时呕吐，呕吐物呈咖啡渣状或者颜色偏绿色、带有血丝；

中、重度脱水：排尿减少、哭的时候没有眼泪、口唇干燥、眼眶凹陷、精神萎靡；

腹部肿胀，隆起；

不愿意吃饭或喝水；

严重的哭闹；

严重的腹痛；

皮肤或眼睛颜色变黄；

服用药物 24 小时内腹泻没有好转；

其他任何让妈妈担心的事情，都应该及时看医生。

四、腹泻如何预防

大多数腹泻的病因是感染，接触了感染源的手没有清洗，再接触食物就会引起腹泻。所以一定要加强个人卫生，饭前便后都要及时洗手，妈妈在给宝宝换完尿布也要及时洗手。很多人不知道鸡蛋表面有可能会有沙门菌，因此接触生鸡蛋以后，也要洗手。

注意饮食卫生。一定要吃洁净的食物，不要吃变质的、可能被污染的、来源不明的食物。不要喝生牛奶，生牛奶当中有布鲁杆菌，没有经过巴氏灭菌，有很大的感染风险。喂辅食的时候要有单独餐具，并注意卫生，不要嚼喂。

接种轮状病毒疫苗。秋季腹泻流行期前口服轮状病毒疫苗，可以预防轮状病毒引起的腹泻和呕吐。

6个月前的宝宝最好纯母乳喂养。母乳营养丰富，易被消化吸收，母乳中含有免疫球蛋白，能抵抗病原微生物，并具有增强婴儿免疫力的作用。

不要乱用药物，特别是抗生素。抗生素可以杀灭肠道内的益生菌，导致肠道菌群失调，引起腹泻。

限制果汁和甜饮料的摄入量。太多的果汁和甜饮料会出现一种非常常见的幼儿腹泻，所以宝宝最好的饮料就是白开水。

五、腹泻如何治疗

腹泻的治疗要根据原因进行选择。大多数宝宝腹泻的原因是病毒性的。对于病毒感染性腹泻，并没有有效的药物可以治疗，主要是补充足够的液体和电解质预防脱水。如果经实验室检查确诊是细菌或寄生虫引起的肠道感染，用有效的处方药物进行治疗。

治疗腹泻最关键的是补充水分和电解质，常用的药物的口服补液盐。适合宝宝用的是在中国药店很少见到补液盐Ⅲ，最常见的是补液盐Ⅱ，可以把补液盐Ⅱ加750ml水。如果周围药店买不到补液盐，可以在家自制，用5毫升容量大小的茶勺，1勺盐加6勺糖，放在1L水里。

美国儿科学会建议口服补液盐估计摄入量（根据体重计算）

体重 kg	日最低液体需求量 ml	中度腹泻补液盐需求量 ml/24h
2.7 ~ 3.15	300	480
4.95	450	690
9.9	750	1200
11.7	840	1320
14.85	960	1530
18	1140	1830

口服补液盐的原理。补液盐Ⅰ是1967年制定的配方。每1000ml溶液里

的成分是氯化钠 3.5g，碳酸氢钠 2.5g，氯化钾 1.5g 和葡萄糖 20g。补液盐 Ⅱ 是 1984 年世界卫生组织将配方更改为每 1000ml 溶液里含氯化钠 1.75g，氯化钾 0.75g，无水葡萄糖 10g。补液盐 Ⅲ 是 2006 年世界卫生组织公布的新配方，每 1000ml 溶液里包含氯化钠 2.6g，氯化钾 1.5g，枸橼酸钠 0.725g，无水葡萄糖 3.375g。补液盐溶液的原理是基于钠离子 - 葡萄糖偶联转运吸收机制。补液盐 Ⅲ 是最有利于吸收的渗透压配比，非常适合宝宝使用。

我国 2009 版《儿童腹泻病诊治专家共识》强调，只要发现有腹泻就应该开始补液。补液量（ml）= 体重（kg）×（50 ~ 75），并应在 4 小时内服完，也可以每腹泻一次口服 50 ~ 100ml。在使用补液盐的时候一定要按照说明书规定的液体量进行稀释，冲半包、喂太多或者不用补液盐都是非常错误的做法。

世界卫生组织还建议，补锌可以明显缩短腹泻的病程，降低腹泻的严重程度和脱水的危险。原因是腹泻时锌明显下降，而锌能加速免疫细胞的分裂、生长和再生，增强其吞噬能力、趋向活力和杀菌功能，能激活和增加含锌酶的活性，增强抵抗力。6 月龄以上的宝宝，每天补充含元素锌 20mg，6 月龄以下的宝宝，每天补充元素锌 10mg，共 10 ~ 14 天。元素锌 20mg 相当于硫酸锌 100mg，葡萄糖酸锌 140mg。

专家还建议在宝宝腹泻时使用益生菌、益生元和蒙脱石散等肠道黏膜保护剂。

益生菌是寄存在人体肠道内，一种好的细菌。一些实验表明，补充益生菌能起到预防和治疗腹泻的作用。益生菌有多种形式，酸奶和很多配方奶粉中都添加了益生菌。益生菌在高温潮湿的环境中有可能被灭活。所以需要冷藏保存，温水冲服。

蒙脱石散是从天然蒙脱石中提取的白灰色粉末，它的颗粒很小，但是表面积很大，能覆盖在消化道黏膜，起到修复和保护消化道黏膜的作用。还能对消化道内的病毒、细菌及毒素产生吸收和固定的作用，使其失去致病作用，主要用于治疗儿童急性水样腹泻，可以缩短腹泻病程，减少腹泻排便次数和量，提高治愈率。在使用蒙脱石散的时候注意剂量，剂量过大会引起便秘。

不要随便给宝宝用止泻药。因为这些药物会加重肠黏膜损伤，引起肠道内的水钠潴留，引起脱水。

如果宝宝腹泻较轻，没有脱水，没有发烧，精神、食欲良好，就不用做任何治疗，也不用改变饮食结构。宝宝会通过自身的免疫系统，战胜腹泻。

如果宝宝腹泻较轻但伴有呕吐的症状，可以喝口服补液盐，当呕吐停止后可以慢慢减少补液盐的量，恢复正常饮食。

如果宝宝腹泻严重，每 1～2 小时就排一次水样便，甚至频率更高，出现脱水症状，一定先去医院检查。不要喝含糖量高和含盐量高的饮料，补充口服补液盐，母乳喂养的宝宝可以继续哺乳。

重度脱水的宝宝最好住院治疗，静脉输液及时补充充足的水分和电解质，预防休克。

当宝宝连续服用口服补液盐 12～24 小时，腹泻情况减轻，就可以逐渐恢复正常饮食。当宝宝开始正常饮食后，他的便便还是稀软便，这都是正常的。当宝宝的活动增加、胃口变好、小便次数增加，这都说明宝宝腹泻开始好转了。

当宝宝腹泻持续超过 2 周，可能提示宝宝出现了严重的肠道疾病，建议及时看医生，进一步检查，预防营养不良。

六、腹泻小结

腹泻最常见的原因是感染，如病毒感染和细菌感染。排泄次数太多会引起脱水、电解质紊乱。脱水根据程度不同分为轻、中、重度。当宝宝出现中、重度脱水，超过 24 小时的发烧，血样便，严重哭闹时需要及时去医院。

世界卫生组织专家建议治疗腹泻主要的药物有口服补液盐、益生菌和蒙脱石散。不要随便给宝宝用止泻药，会加重肠黏膜损伤，引起肠道内的水钠潴留，引起脱水。可以口服轮状病毒疫苗预防秋季腹泻。

宝宝发烧不用愁

宝宝一发烧，妈妈就心急。年轻妈妈小美的宝宝 8 个月了，非常可爱。昨天小美抱着宝宝出去遛弯，外面风有点大，半夜宝宝就发烧了。这是他第一次生病。小美赶紧给用上了家里备的退烧药和退热贴。用上药以后体温是降了，可是一会体温又升上来了。爸爸妈妈坐不住了，又怕抱着孩子去医院交叉感染，电话咨询我。一番指导以后小美的心里大石头终于落了地。

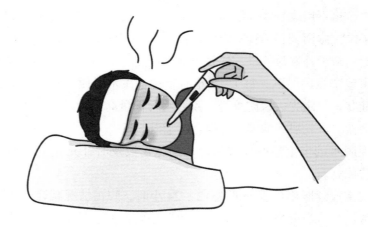

其实发烧并不可怕，它不是疾病，而只是一种症状。体温升高有利于致病微生物的清除，发烧对宝宝的病情恢复是有利的，一发烧就想着给孩子退烧本来就不对，关注宝宝的精神状态比关注体温更重要。所以在面对孩子发烧时，不要慌乱，仔细观察，细心护理，才能帮助宝宝顺利度过发烧，收获健康。那么，宝宝发烧到底应该怎么处理呢？看完这部分内容，每个爸爸妈妈都可以轻松应对了。

一、什么是发烧

在探讨发烧之前，先要知道正常体温是多少。正常体温是一个温度范围，而不是一个具体的温度点。宝宝的正常体温随着年龄、性别、运动、情绪变化和一天中的不同时间等因素波动。体温一般常用口腔、腋窝及肛门这三个部位的温度为代表。儿童正常体温：腋温为 35.9 ~ 37.2℃；口温为 36.2 ~ 37.3℃之间；耳温：35.7 ~ 37.5℃；肛温为 36.5 ~ 37.5℃。

如果宝宝体温超过正常范围 0.5℃以上时，称为发烧（也称为发热）。但有时宝宝在喝奶或者运动以后体温可能会有轻微升高，达 37.8℃。

按照体温高低，发热可分为 4 类：

37.3 ~ 38℃为低热；

38.1 ~ 39℃为中热；

39.1 ~ 41℃为高热；

41℃以上为超高热。

需要注意的是除非极少数，非常罕见的超高热外，绝大多数情况下发烧本身不会对宝宝的身体造成损伤。

发烧一般都经历 3 个阶段：寒战期、高热期、退热期。

寒战期：宝宝会全身发抖、手脚冰凉，面色苍白。体温高于正常值，但不到最高值。宝宝的体温会在几分钟或者几十分钟内升到高热期。一般寒战期越明显，体温就会越高。

高热期：宝宝的体温攀升，全身皮肤发烫，面色红润，呼吸、心跳加快，口干。食欲不振，全身倦怠，体温到达最高值。

退热期：宝宝大量出汗、体温开始逐渐下降，呼吸、心跳逐渐恢复正常。仍有口干、食欲欠佳、倦怠乏力的症状。

二、如何选择体温计

宝宝发烧，体温监测非常关键。有的妈妈用手摸宝宝的额头或者脖子，感觉温度有些高，就觉得宝宝发烧了。这是非常不靠谱的，最准确判断体温的方法还是用体温计进行测量。

常见的体温计有：传统的玻璃水银体温计、电子体温计、红外体温计。测量体温时根据测量部位的不同体温计可分为腋温表、口温表、肛温表、耳温枪、额温枪等。先简单看一下这些体温计的优缺点，选择合适的体温计给宝宝进行体温测量。

1. 传统玻璃水银体温计

优点：价格便宜，精准度高

缺点：测量体温较慢，读数不太方便。另外水银有毒，而水银体温计一般由玻璃制作，容易破碎，水银挥发可能会对人体造成急性汞中毒。为防止水银可能对孩子造成的伤害，很多国家已经禁止生产销售玻璃水银体温计，虽然我们国家还未禁止，但考虑到宝宝的健康，最好不要使用玻璃水银体温计。

使用注意事项：使用前需要把水银柱甩到 35℃ 以下，测量时间不宜太短，最好满 5 分钟。

2. 电子体温计

由温度传感器、专用集成电路、液晶显示屏等电子器件组成。电子体温计对人体无毒无害，测量结果也较精准，所以是妈妈给宝宝测量体温的最佳选择。

优点：测量速度较快，读数方便，精准度较高，还有记忆功能。

缺点：受电子元件及电池供电能多种因素的影响。如果宝宝不愿意配合测体温，也会导致测量失败。

使用注意事项：测量时间根据提示取出读数，一般大约需要1分钟。

3. 红外体温计

通过红外线来进行体温的测量。

优点：测量体温速度快，只需几秒；读数方便，便于携带。

缺点：受电子元件及电池供电能多种因素的影响。价格较贵，测量精度稍差。

使用注意事项：按下按钮，听到"嘀"的声音，方可读数。

三、如何测量体温

腋测法是指将温度计夹在我们的腋窝下面夹紧，玻璃体温计保持时间5分钟左右，电子体温计根据声音提示，取出体温计，然后读取温度计的数值。测量时体温计置于腋窝深处，将腋窝处的汗水擦干，用上臂夹紧。情绪激动、饱食、喝热饮、洗澡后都需等待30分钟再进行测量。

口测法是将温度计做清洁消毒处理后用口含的方法将温度计置于舌头下面，保持口含姿势1分钟左右的时间，听到提示声将温度计取出读出数值。口测法需要宝宝配合，所以不适用于婴幼儿。最好避免使用传统的玻璃水银体温计，以防破裂。喝冷饮或热饮最好等待30分钟后再测量。

肛测法是婴幼儿首选的测量方法，将温度计做清洁消毒处理后，在温度计表头涂适量润滑剂，然后把温度计小心插入肛门1.5～2.5cm深，玻璃体温计保持时间5分钟左右，电子体温计根据声音提示取出温度计，读出数值。腹泻宝宝不宜使用此方法。便秘的宝宝肛温不准确。大便后或者洗澡后，等待30分钟再测量。

耳温枪使用时轻轻拉直耳道，将测温头插入耳道，按着上端的测温按钮听到声音提示，就可从液晶屏上读出精确至少数点后1位的准确体温。3个月以内的宝宝不推荐使用，因为此时的耳温与中心体温关系不大。如果两个耳朵数据不一致，选数据高的为主。中耳炎或者其他耳朵异常测量的温度都不准确。

额温枪需将探头对准额头，按下测量按钮，几秒钟就可得到测量数据，非常适合急重病患者、老人、婴幼儿等使用。

家中可以根据自身情况，选择合适的温度计，适合自家宝宝的测量方法。

四、哪些情况的发烧需要及时去医院

发烧的原因有很多，比如感染、炎症、代谢、免疫等原因都可引起发烧，不同年龄段的孩子，发烧的原因和处理措施也不一样。发烧虽然会让宝宝有些不适，但目前并没足够的证据能证明发烧会给孩子造成伤害，也不会烧坏大脑，除非是少见的热性癫痫持续状态或中暑。相反，体温升高可以减少宝宝体内微生物的繁殖，也可以提高人体的炎症反应，有利于微生物的清除。那么哪些情况的发烧需要及时去医院呢？

如果你的宝宝不到 3 个月，只要体温高于 38℃，就应该立即去医院。因为在这个年龄段，特别是新生儿期间（0～28 天），10% 以上的发烧是严重感染所致，比如菌血症、脑膜炎、肺炎等，而新生儿的免疫系统又很不完善，容易导致严重后果。1～3 月龄的宝宝发烧，很大部分是自限性的病毒感染引起，但也有较大比例是细菌感染所致，因为宝宝小不安全，鉴别起来困难，医生需要做些检查才能将风险较低的那部分孩子筛查出来，爸爸妈妈自己是无法判断风险大小的，需要要做的就是及时把宝宝送到医院。

如果是 3～6 月龄的宝宝，出现体温高于 38.3℃或更高的体温；6 个月以上的宝宝，体温超过 39.4℃或更高的体温；1 岁以上的宝宝，体温 40℃，持续 24 小时。持续高烧下，可使人体营养物质的代谢加快，耗氧增加，增加人体各个脏器的负担，导致脏器功能紊乱，特别是重要脏器，如心脑等，可损坏其功能，所以对持续高热不退的宝宝，家长千万不要掉以轻心，最好尽快送医院。

体温 38.5℃以上持续 72 小时，应尽快去医院，排出细菌性感染、炎症等因素。

宝宝在高烧的时候出现情绪激动，像受到惊吓，或者看到了别人看不到的东西，说话很奇怪，宝宝发生了热性惊厥都需要及时去看医生。排除其他严重疾病，比如脑组织的炎症。

发烧的同时伴有精神状态差、活动少，烦躁或萎靡，甚至昏睡、昏迷；剧烈呕吐、腹泻；全身或部分身体抽搐；吞咽困难、呼吸急促、口唇发紫；口腔干燥、眼窝凹陷，哭时泪少，尿量减少甚至无尿，小宝宝的囟门明显凹陷等表现，也需要及时就诊。在去医院的同时，要做好护理工作，缓解宝宝不适，预防脱水。

五、常用的物理降温方法

宝宝发烧，首要原则是要尽量让孩子舒服，有 2 个办法，一是药物降温，二是物理降温。退烧首选的是药物降温，配合物理降温可增加降温效果。如果宝宝腋下温度 38.5℃以下，精神状态好，玩耍、学习等活动不受影响，没有必要使用药物去治疗发烧，可以先选择物理降温试试。让我们先讨论一下常用的物理降温方法。

多喝水：多给宝宝喝水，补充体液，这是最基本的降温方法，而且非常有效，适合于所有发烧的宝宝。不愿意喝水的宝宝可以试试果汁，出汗多也可以喝口服补液盐，预防脱水。

注意通风：保持室内通风舒适。最好的环境温度一般是 24℃左右，有利于体温缓慢下降。给宝宝少穿，少盖。需要注意的是宝宝发烧的早期伴有畏寒、寒战，说明宝宝的体温在上升期，应该以保暖为主，不适合用这种方法。

温水擦浴：温水擦浴是一种很好的降温方法，适合各个年龄阶段的宝宝。擦浴的水温要低于宝宝的体温，美国儿科协会建议温水浴的水温是 29.4 ～ 32.2℃。宝妈可以根据自家宝宝的情况酌情调整水温。每次擦拭的时间在 10 分钟以上。擦拭的重点部位在皮肤皱褶的地方，例如颈部、腋下、肘部、腹股沟等处。对于高热或者大点的宝宝可以采用温水浴。

如果温水擦浴时宝宝出现颤抖，不适或者不配合则不要继续为宝宝进行。物理降温的目的是让宝宝感到舒适为主。

不建议使用的物理降温方法有以下几个：

多穿多盖。很多妈妈不敢给宝宝少穿，怕冻着宝宝，这是不对的。包的太严实、不透气，反而不容易散热，会引起宝宝的不适，甚至体温会剧烈地升高。捂出大量的汗，也可能会造成宝宝水分和电解质的丢失，导致脱水。

酒精擦浴：婴儿的皮肤很薄，酒精渗透性很强，容易通过皮肤吸收，可能出现酒精中毒、甚至昏迷。任何浓度的酒精都不建议尝试。

退热贴：一般情况下不建议使用。因为退热贴面积很小，退热效果有限，很多宝宝用了退热贴以后出现过敏的现象。

冰袋：对于还没有表达能力的宝宝，使用冰袋特别容易出现局部冻伤。

给宝宝进行物理降温最有效的方法有：保持室内空气流通，合适的温度和湿度；少穿、少包、少盖；多喝水；温水擦浴。

需要注意的是物理降温是配合药物进行降温的方式，单独使用物理降温，效果有限。

六、药物降温

当宝宝的腋下体温超过 38.5℃，建议使用退烧药了。38.5℃以上使用退烧药并不是绝对的。当宝宝体温低于 38.5℃，精神状态不好，困倦乏力，食欲不振，有手脚抽搐等症状，或者有一些原发疾病比如癫痫、代谢性疾病等，也需要在 38.5℃之前使用退烧药。如果宝宝的体温超过 38.5℃，但是精神状态好，能玩耍，食欲不受影响，也可以不使用退烧药。

世界卫生组织推荐婴幼儿使用的退热药主要有两种，对乙酰氨基酚和布洛芬。宝妈可以根据宝宝的年龄和具体情况进行选择。

对于宝宝来说一定不要选择的退烧药有阿司匹林、尼美舒利、安乃近、赖氨匹林、中药以及抗生素及激素等。

阿司匹林退热时会出现瑞夷综合征，瑞夷综合征影响机体的所有器官，对肝脏和大脑的危害最大。如果不及时治疗，会很快导致肝肾衰竭、脑损伤，甚至死亡。尼美舒利会出现严重的肝损害，其主要适应证是急性疼痛、疼痛性骨关节炎和原发性痛经等症状治疗，禁用于 12 岁以下儿童。安乃近现已被淘汰，会出现粒细胞缺乏症、再生障碍性贫血、剥脱性皮炎、过敏性休克等严重的不良反应。赖氨匹林主要成分包括阿司匹林，会出现瑞夷综合征。中药，成分复杂，有可能会出现肝、肾的损伤，不建议使用。抗生素，大部分发烧是由病毒引起的，没有明确的抗生素使用指征，不要乱用，也会引起过敏和耐药性等。激素会干扰正常免疫，长期使用会造成免疫系统紊乱。

世界卫生组织向家长和儿科医生提出建议，宝宝发烧不要注射退热针！这类药物风险大于收益，会出现严重的不良反应，致死亡率极高。

很多妈妈都说某个小诊所治疗发烧效果特别好，注射一针体温立即降下去，还不会立即起热，其实里面都有激素。激素有强大的抗炎作用，但是没有指征不能乱用。

七、常用的退烧药

下面介绍一下常用退烧药对乙酰氨基酚和布洛芬的使用方法和注意

事项。

对乙酰氨基酚：首选退烧药，适用于 3 月龄以上的宝宝和成人。有口服制剂也有栓剂，常用的口服剂型有混悬滴液或者混悬液，宝妈可以根据情况选择。对乙酰氨基酚药效维持时间在 4～6 小时，一般每隔 4 小时用药 1 次，一天最多不超过 5 次。使用之前一定要仔细阅读药品说明书，注意药品规格和剂量，避免用药剂量过大。宝宝用药的剂量都是按照体重严格计算的。对乙酰氨基酚正确剂量下使用安全性高，但超过最大剂量服用会造成肝损伤。在使用对乙酰氨基酚的时候避免与其他含有对乙酰氨基酚的复方制剂比如氨酚烷胺颗粒、氨酚黄那敏颗粒等同时使用，以免剂量叠加，导致肝损伤。蚕豆病患者即遗传性葡萄糖 -6- 磷酸脱氢酶缺乏症患者退烧时，应避免使用对乙酰氨基酚，以防出现溶血。

布洛芬：适用于 6 个月以上的宝宝和成人。布洛芬药效维持时间在 6～8 小时，一般每隔 6 小时用药一次，一天最多不超过 4 次。布洛芬退烧作用比对乙酰氨基酚强，主要通过大量出汗散热，因此布洛芬不适用于频繁呕吐、脱水的宝宝。同时，布洛芬存在肾功能损伤的潜在风险，因此肾脏功能不好的患者也要谨慎使用。布洛芬还会诱发哮喘，哮喘的宝宝应慎用。

宝宝发烧时，妈妈根据宝宝的身体情况选择单一退烧药。用药量和方法参考说明书，不要自行减量或加量，不建议交替使用对乙酰氨基酚和布洛芬。因为用错药和用错剂量的风险会增加。

八、反复发烧怎么办

很多妈妈都希望，宝宝发烧服用了药物以后，体温立即下降，而且不再升高。其实宝宝发烧时，体温反复升高都是很正常的。宝宝体温反复升降是因为宝宝跟病原微生物战斗需要一个过程，微生物不断繁殖，但是最终被我们的免疫系统或者药物消灭。普通的病毒感染，一般发烧会持续 3～5 天。常用的退烧药疗效一般维持 6 小时，所以药效过去以后体温还会再升高，宝宝一天内体温升高 4 次都是正常的。

宝宝发烧到退烧需要一个过程，所以妈妈一定要淡定不要焦虑，监测好体温，注意护理，注意通风，少穿少盖，多喝水，等待宝宝退烧。急于用各种方式进行退热，过分干预病程可能会掩盖发烧的真正原因，影响宝宝免疫系统的建立，弊大于利。

很多妈妈认为宝宝反复发烧，烧坏大脑怎么办？其实烧坏大脑的说法是不科学的，单纯的普通发烧，并不会对大脑造成损伤。只有持续 41℃ 的高热或者合并了脑炎、脑膜炎才会出现脑损伤。发烧只是一个症状，不是疾病。脑损伤的不是发烧本身症状导致的，而是原本的疾病导致的。因此宝宝如果是 41℃ 以下的普通发烧，妈妈不用担心烧坏大脑。

在发烧的病程中一定要记住，能吃药不打针，能打针不输液。很多妈妈当宝宝反复发烧的时候都会去医院要求输液。其实这是不对的，输液很多时候不是必需的，输液可能会对宝宝造成伤害。输液以后会让高热、喝水少的宝宝看着精神一些，但其实病程并没有受到影响，多喝水一样能起到同样的效果。输液属于有创操作，会损伤血管，液体中会出现肉眼看不见的微粒，微粒会进入血液循环，对宝宝的身体造成潜在的危害。

为了宝宝健康，能不输液就不输液。

九、发烧抽筋如何处理

有的宝宝发烧时会出现全身僵直，四肢抽动，双眼翻白，意识不清，甚至口吐白沫大小便失禁，一般不会超过 5 分钟，这就是俗话说的抽筋，医学上称为热性惊厥。热性惊厥来得快，去得也快，通常对宝宝的大脑不会造成不良的影响，也不会影响智力的发育。

不是所有宝宝发烧的时候都会出现热性惊厥，而且热性惊厥没有温度的限制，有的宝宝发烧到 40℃ 也不会出现惊厥，而有的宝宝不到 38.5℃ 就会出现惊厥。

热性惊厥的原因现在还不明确，现在比较认同的说法是与遗传、体质有关。热性惊厥在儿童的发病率约为 2%～5%，主要发生在 6 个月到 5 岁之间的孩子，3 岁以下发生的几率最大，可能与宝宝的神经系统发育不成熟有关。

宝宝在家里发生热性惊厥，妈妈一定要冷静，采取正确的措施最大程度的保护宝宝。具体方法有：

让孩子躺在地板或者床上，注意远离坚硬和尖锐的物品，以防误伤。

解开衣领，或任何影响宝宝呼吸通畅的衣物。

将宝宝的头侧向一边或者侧卧，以防呕吐时误吸呛咳窒息。

不要往孩子嘴里塞东西或给药，抽筋一般不会咬伤舌头，即使咬伤也会很快长上，强行掰开孩子嘴可能造成损伤，塞进去的东西还可能堵塞呼吸道，引起窒息，还可能损伤牙齿。相反，抽搐时如果孩子嘴里有东西，可能的话还应该轻柔地取出。

大部分的热性惊厥持续时间很短，持续数秒到数分钟，90% 在 5 分钟内自发缓解，如果持续超过 5 分钟需要就近就医或者拨打 120 求助。

宝宝在发生惊厥时，处理错误的话，比惊厥本身还可怕，所以妈妈一定不能做的事情是：

掐人中：按住孩子、掐人中都阻止不了抽搐，反而可能给孩子造成损伤。

将筷子、毛巾、勺子、手指等放入宝宝的口腔。

大力摇晃或者抱紧宝宝。

这些行为都是有害无益的。

2016 年曾经有报道 1 岁多的福州男孩小昌（化名）发高烧，突然倒地抽搐，诊所医生怕他咬断舌头，紧急找来两把勺子，撬开他的嘴，不料，尖锐的勺子柄捅破了小昌的嘴，鲜血直流，淤血堵住了喉咙，窒息休克。当晚，他被送到福州市一医院，6 个科室联手抢救 4 小时，才逃过一劫。

所以，妈妈一定要牢记发生热性惊厥时，一定不要撬开嘴巴。

如果发烧的过程中不止一次惊厥，并且时间较长，惊厥伴有放射性的呕吐，或者惊厥停止后宝宝没有能恢复正常状态，妈妈应该立即带宝宝去医院进行进一步的检查，比如做脑电图、腰穿、磁共振等。

十、不要随便滥用抗生素

很多妈妈认为发烧是由炎症引起的，应该使用消炎药。他们觉得消炎药就是抗生素。这是非常错误的。

抗生素是抑制或杀灭细菌，用于治疗细菌性感染的药物。抗生素只对细菌性感染引起的发烧效果好，对于病毒性感染及其他原因引起的发烧没有任何效果。大部分的发烧都是由病毒性感染引起的，极少部分合并了细菌性感染。

什么情况下需要使用抗生素，需要医生根据宝宝的情况和检查结果来判断。如果没有明确的细菌感染指征随便乱用抗生素，不仅无效，还会导致菌群紊乱和细菌耐药性，对身体会造成一定的损害。

所以宝宝只要一发烧，妈妈就给用抗生素是非常错误的。

如果宝宝发烧，经医生确诊是由细菌感染引起的，比如化脓性扁桃体炎，细菌性肺炎等，必须足量足疗程地使用抗生素。不能觉得药物有不良反应独自减量，或者病情一好转，立即停药。这样做会导致细菌杀灭不充分，容易导致细菌耐药性，影响宝宝的身体健康。

抗生素使用注意：不宜一感冒就用抗生素，需要使用抗生素时一定要足量足疗程。

十一、宝宝发烧小结

发烧是许多疾病的防御反应，能增强机体的防御功能。发烧对宝宝有利但会出现不适。妈妈在护理宝宝发烧时要注意宝宝的精神反应，让宝宝多喝水，注意居室通风，调整合适的温度和湿度，宝宝不包不盖，超过了 38.5℃且宝宝不舒服时可以用退烧药，也可配合物理降温，发现不对劲、心里没底及时去医院或者拨打 120 求助。

世界卫生组织推荐的安全退烧药只有两个，对乙酰氨基酚和布洛芬。对乙酰氨基酚适用于 3 月龄以上的宝宝，每隔 4 小时一次，一天不超过 5 次。布洛芬适用于 6 月龄以上的宝宝，每隔 6 小时一次，一天不超过 4 次。

不能用的药物有阿司匹林、中药、安乃近、抗生素和激素等。

物理降温可以选择温水浴、少穿、少盖、多喝水、注意通风、房间温度控制在 26℃左右。不能选择的物理降温的方法有酒精擦浴、冰袋、捂汗。

感冒，不用药也会好

小航快 1 岁了，长得很结实，很少生病。前几天，妈妈领着他出去玩耍，正好遇上刮大风。回来以后就开始流鼻涕，有点发烧。小航感冒了。妈妈被爸爸、奶奶一个劲儿地埋怨，刮大风还出去，都吹感冒了。妈妈自从生了小航，一直看育儿书，关注儿科医生的微博，心里想着，感冒和大风吹有什么关系，那是病毒感染引起的。可是抵不过两个人在旁边嘀咕。奶奶一直念叨给小航吃点感冒药吧，吃了快点好。去医院看看吧，别病情加重了。虽然妈妈一直坚持感冒不用药也会好，把育儿书的相关内容给奶奶看，可是架不住老人一直说。没办法领着去医院看，经过各种检查，医生听诊心肺以后，诊断为上呼吸道感染，也就是常说的感冒。医生肯定了妈妈的做法。全家这才安心下来，用心护理小航，没几天就恢复健康了。

那么，感冒，真的不用药也会好吗？接下来一起看看吧。

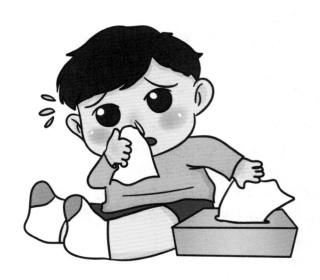

一、什么是感冒

感冒是常见病、多发病，与其他疾病相比，宝宝得感冒也就是医生所说的上呼吸道感染的几率会多很多。在宝宝 2 岁之前，大多数的宝宝都会感冒 8～10 次。现在二胎家庭越来越多，如果哥哥姐姐正好是学龄儿童，那么宝宝得感冒的机会会比其他宝宝大很多。当宝宝上幼儿园以后，接触的小朋友越多，那么，感冒的机会也会增加。因为感冒在近距离接触的宝宝之间非常容易传染。感冒虽然让妈妈很焦虑，但也有好的一方面，大多数感冒会自行痊愈并且不会诱发其他严重的疾病。

感冒是由病毒引起的，病毒是一种比细菌还小的微生物，病毒会传染，所以感冒也会传染。当周围有宝宝感冒了，他的一个喷嚏或咳嗽可能会将病毒传染给另外一个宝宝。

二、感冒的症状

当宝宝一旦得了感冒，病毒在体内开始繁殖，宝宝将会出现下面的症状的体征。

流鼻涕。最开始是流清鼻涕，慢慢可能会变为黏稠黄色鼻涕。

打喷嚏。一般都是连续喷嚏。

发烧。会出现轻微的发烧，白天体温低，晚上体温高。

食欲降低。宝宝会出现不愿意吃辅食，喜欢吃流质、温凉的饮食。

咽喉疼痛。咽喉部红，扁桃体肿大，可能会有脓性分泌物，吞咽困难。

咳嗽。感冒后期，会出现干咳。

淋巴结肿大。妈妈如果在宝宝感冒的时候摸一摸耳朵或者脖子，会摸到黄豆一般大的疙瘩，这就是淋巴结。健康的时候一般摸不到，感冒的时候会出现淋巴结的肿大。

这些症状一般 1 周后会逐渐消失，宝宝恢复健康，不会出现其他严重的并发症。

三、感冒是如何传染的

感冒主要通过飞沫传播的。患有感冒的宝宝咳嗽或者打喷嚏，带有病毒的飞沫就会飞的空气中，会喷到其他人的身上，就会造成直接感染。有的时候会发现周围人并没有感冒，宝宝也会被传染这是怎么回事呢？感冒还有一种传播方式是间接传染。

一个得了感冒的宝宝或者成年人，在打喷嚏、咳嗽的时候用手捂着鼻子，或者揉鼻子的时候，会将病毒转移到手上。

他的手摸其他的地方，然后健康宝宝的手接触了刚才他摸的地方；或者摸另外一个健康宝宝的手。

健康宝宝的手就接触到了病毒，他用污染了的手摸自己的鼻子，病毒就会传染到他，就会出现感冒的症状。

他在用同样的方式传播到其他人的身上。这个传染的循环就开始了。

看到这个地方，妈妈们清楚了感冒传染的途径，那么平时应该如何预防呢？

四、感冒如何预防

小宝宝，特别是 3 个月以下的宝宝，预防感冒的最好办法是远离感冒的人群，避免带他到人群密集、空气不流通的地方，居室注意通风，特别是在冬天。

如果妈妈得了感冒，在和宝宝接触的时候一定要戴口罩，不要对着宝宝打喷嚏和咳嗽。

大宝宝，一定要勤洗手。外出回家，第一件事就是洗手，饭前洗手。主动远离感冒患者。这样在很大程度上减少病毒的传播。

如果宝宝已经得了感冒，要避免传染给其他人。教会宝宝在咳嗽和打喷嚏的时候远离其他人。在打喷嚏或者咳嗽的时候用手肘捂着嘴巴和鼻子。手肘一般不会再接触其他地方，造成间接传染。用纸巾的话打喷嚏速度很快，可能来不及拿到纸巾。所以现在主张，宝宝在打喷嚏的时候用手肘捂着嘴巴和鼻子。

五、感冒什么时候去医院

3 个月以内的宝宝，出现感冒的任何一个症状都应该去医院。因为小宝宝抵抗力低，免疫系统还没有完善，症状也具有误导性，感冒很可能快速地发展成为其他更严重的疾病，比如肺炎、喉炎等。

3 个月以上的宝宝，出现以下情况，也应该去看医生，排除其他疾病。

体温超过 39℃，持续 24 小时；

精神状态萎靡、过度嗜睡或者脾气暴躁；

揉耳朵或者说耳朵疼；

咳嗽不止持续超过 7 天；

嘴唇或指甲床青紫、发绀；

鼻腔内分泌物 10 ~ 14 天后仍然存在；

呼吸急促、呼吸困难；

感冒 1 周仍没有完全康复。

把宝宝的症状、发病时间、特点都详细地告诉医生，帮助医生进行诊断和治疗。

六、感冒如何治疗

每个妈妈都希望宝宝得了感冒以后快点好，都希望是自己生病了而不是宝宝。想各种办法帮助宝宝康复。可是，对于普通感冒到现在都还没有有效的治疗方法。妈妈能做的就是尽最大努力让宝宝舒服，保证宝宝有足够的水分摄入，充足的睡眠。

如果宝宝有发烧的症状，可以使用世界卫生组织推荐的口服退烧药布洛芬和对乙酰氨基酚。对乙酰氨基酚适用于 3 个月以上的宝宝，布洛芬适用于 6 个月以上的宝宝，但是不适用于脱水和反复呕吐的宝宝。妈妈根据说明书来使用，不要自行调整剂量和服药时间。

不要给宝宝使用抗生素。抗生素只用于细菌感染性疾病，对于病毒引起的感冒完全无效。随便滥用药的话，还有可能导致宝宝体内菌群失调和细菌耐药性。

不要滥用抗病毒药物，比如利巴韦林。普通感冒属于自限性的疾病，一周左右会自行好转。利巴韦林有生殖毒性且可造成溶血性贫血，副作用非常大，对于普通感冒完全没必要用利巴韦林。

不要使用中成药，比如板蓝根、荆防、大青叶等。现在没有具体可靠的证据能证明板蓝根、荆防能治疗预防感冒，相反宝宝的肝肾都还没发育成熟，代谢和排泄能力，比成人都要弱。使用中成药有可能会加重脏器代谢负担，引起不良反应。而且很多中成药里添加了其他感冒药，在不知情的情况下和其他感冒药同时服用，容易导致药物过量。

不要使用复方感冒药。美国 FDA 在 2008 年的时候建议不要给 4 岁以下的宝宝使用复方感冒药和止咳药。澳大利亚建议不要给 6 岁以下的宝宝使用复方感冒药。这些药物风险很高，会出现严重的甚至威胁生命的不良反应。大量的临床试验表明，感冒药对 6 岁以下的宝宝无效，却有可能引起非常严重的副作用，风险远远大于收益。

不要使用缓解鼻塞的药物。感冒时宝宝鼻塞，影响睡眠。很多妈妈都会给妈妈选择缓解鼻塞的滴剂。这是万万不可取的。用药的时候能够迅速缓解鼻塞，但是药效过去以后鼻塞会加重，会出现药物过度使用，甚至药物性鼻炎。

不要给宝宝输液。感冒输液是完全没有必要的，不管液体里面加没加药物。一感冒就输液对机体的免疫系统没有益处，会干扰宝宝免疫系统的建立。输液还会出现副作用，甚至是严重的不良反应。中药注射液危害更大，很多注射人中药注射液致过敏性休克死亡。

七、感冒如何护理

感冒期间，给宝宝补充足够的水分，注意清淡饮食。宝宝感冒时没食欲，每餐的食量会下降，妈妈可以在两餐之间给宝宝增加些酸奶、水果、小蛋糕之类的点心。如果宝宝不饿，也不要勉强他吃太多，感冒期间不用忌口，其实感冒时补充水分更重要。

保持房间的温度在 26℃，湿度在 50%~60%，可以帮助宝宝缓解鼻塞，让宝宝感觉更舒适。可以利用加湿器帮助维持室内的湿度，但是，一定要放在宝宝够不到的地方。加湿器一定要确保每天都彻底清洗、晾干，以防止出现细菌或真菌感染。

如果宝宝鼻塞严重，影响呼吸和喝水的时候，可以使用盐水滴鼻液或喷雾帮助他清理鼻腔。滴鼻液不要使用任何含有药物成分的，会出现药物吸收过量，引起副作用，只能用生理盐水。

每隔一段时间用吸鼻器帮助宝宝清理鼻腔的阻塞物，特别是喝奶和睡觉前。使用吸鼻器的时候一定要注意清洁，防治细菌感染。在使用吸鼻器时，首先捏住他的球部，然后慢慢地、轻轻地把尖端放入宝宝的鼻腔，再慢慢松开球部。使用吸鼻器可以帮助宝宝畅快的呼吸。

八、感冒与流感的区别

普通感冒症状较轻，主要出现流鼻涕、打喷嚏、咳嗽等上呼吸道症状，发生并发症的可能性很小，通常大约 1 周后就能自愈；流感是呼吸系统病毒感染导致的疾病，往往局部症状轻而全身症状重，可一两天内迅速出现头痛、疲惫、浑身无力、肌肉酸痛、高烧不退等症状，容易并发流感肺炎等并发症。

流感一般在冬季的时候暴发，流行时间为每年的 10 月到次年的 3 月，高发于学龄和学龄前的儿童、抵抗力的人群。流感传播速度很快，主要通过飞沫传播，当患有流感的人咳嗽或打喷嚏的时候，病毒就会到空气中，其他人靠近的时候，会呼吸带有病毒的空气而感染。也可通过接触带有病毒的物体，不注意洗手，用手指揉鼻子或眼睛感染。

流感的主要症状有突发高热（一般在 38.3℃以上），寒战高热交替出现，极度疲倦、肌肉酸痛，干咳。这些症状持续几天，宝宝还会出现咽喉疼痛，鼻塞，持续的干咳，持续时间往往超过 1 周。相比普通感冒，病情要严重得多。

大部分宝宝 1～2 周逐渐恢复健康，而有的宝宝咳嗽、发烧会一直持续，会出现耳朵疼等各种并发症，出现的几率要比普通感冒大很多。

流感的预防方法和普通感冒差不多，都是注意卫生，勤洗手，咳嗽或者打喷嚏的时候用手肘或者纸巾捂住口鼻。如果宝宝得了流感，一定要避免和他共用餐具，彻底消毒他的餐具，不要亲吻宝宝。

现在流感有疫苗可以预防，世界卫生组织和美国儿科协会都建议，每年注射流感疫苗。流感疫苗几乎无副作用，每年 10 月流感疫苗上市，妈妈可以带着宝宝到就近的防疫站注射。国外现在已经有鼻用的流感疫苗，不需要注射，只需要将疫苗雾化吸入鼻腔就可以了，效果和注射的疫苗完全一样。希望在我国尽快上市。

当宝宝得了流感以后，要多休息、补充充足的水分，清淡饮食。注意保持室内合适的温度和湿度，可以保住宝宝缓解鼻塞。如果宝宝有发烧的症状可以使用退烧药对乙酰氨基酚和布洛芬。不要使用含有阿司匹林成分的退烧药，会引起瑞夷综合征。现在已经有治疗流感的处方药，比如达菲。这需要医生的处方才能购买。治疗流感的药物必须在发病 48 小时内使用才有效。

九、感冒小结

感冒又称上呼吸道感染，是由病毒感染引起的，主要通过飞沫传染。每年宝宝都会感冒 8～10 次，主要症状是流鼻涕、咳嗽、发烧。

美国 FDA 建议不要给 4 岁以下的宝宝使用复方感冒药和止咳药。流鼻涕可以使用吸鼻器，咳嗽可以拍背帮助痰液咳出，让宝宝多喝水，1 岁以上的宝宝可以喝蜂蜜，室内湿度保持在 50% 左右，如果咳嗽影响宝宝呼吸，可以床垫抬高 30°。发烧使用对乙酰氨基酚和布洛芬退热，配合物理降温。

感冒可以预防，勤洗手、咳嗽、流鼻涕的时候不要用手捂，用手肘和纸巾捂着。每年 10 月注射流感疫苗。

咳嗽，慎用止咳药

小宇 3 岁了，刚上幼儿园。前不久感冒发烧，好了以后就一直咳嗽，妈妈用了各种办法一直没有效果。那么咳嗽，应该用什么药物治疗呢？我们一起来看一下吧。

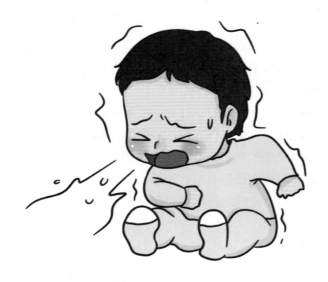

一、什么是咳嗽

呼吸系统感染是宝宝最常见的疾病，而咳嗽则是呼吸系统感染中最常见的症状。咳嗽是人体的一种保护性反射活动，当喉咙、气管的神经末梢或肺部受到刺激时，就会引起咳嗽，帮助清除呼吸道内分泌物及异物。

咳嗽一般和呼吸系统疾病有关，例如感冒、哮喘、支气管炎等都会引起宝宝咳嗽。这是因为宝宝的呼吸系统很敏感，在遭受病原菌、灰尘、花粉等东西刺激的时候就会非常容易引起咳嗽。

如果宝宝因为感冒引起的咳嗽，声音听起来可能有湿湿的感觉（嗓子有痰或有咽喉充血的感受），也有可能听起来是刺激性的干咳。如果感冒咳嗽的时候还流鼻涕，咳嗽的持续时间可能比流鼻涕的时间更长。

可以根据咳嗽的声音判断疾病发生的部位，如果宝宝的咳嗽伴有发烧、或呼吸困难，就说明宝宝出现感染了。

二、咳嗽能咳成肺炎吗

很多妈妈都担心宝宝咳的时间长了，会不会咳成肺炎。其实这是一个认知错误，咳嗽是人体的一种保护反射，它是很多疾病的一种症状，但咳嗽本身并不是一种疾病。肺炎是由细菌、病毒或其他病原体导致的肺部感染，并非是咳嗽引起的，咳嗽只是肺炎的一个症状。

三、什么时候去看医生

2 个月以下的宝宝咳嗽必须去看医生。

大宝宝普通的感冒引起的咳嗽，一般会持续 1～3 周，如果宝宝咳嗽超过 4 周，即使宝宝精神状态好，不发烧，饮食、睡眠良好，咳嗽可能有其他病因，需要及时去医院。

宝宝呼吸困难。如果宝宝呼吸平稳，即使宝宝咳嗽比较剧烈，宝宝的肺部也不会有严重的大问题。如果宝宝呼吸频率加快，那么，肺功能可能出现问题了。如果呼吸节律不平稳，也是肺部较为严重病变的表现。

咳嗽时有疼痛，持续时间长，伴有喘鸣、呕吐或皮肤青紫。宝宝口唇发绀、皮肤青紫是因为宝宝的肺部换气功能下降导致血液中氧气含量减少，不能满足机体需要。

呼吸的时候出现三凹征、鼻翼有扇动。当宝宝呼吸时胸骨上窝、锁骨上窝、剑突下明显凹陷这些情况时，说明宝宝的呼吸很困难。

当宝宝咳嗽严重影响饮食和睡眠。

咳嗽是突然出现的，而且伴有发烧。

当宝宝被食物或其他物体呛到后出现的咳嗽，有可能会引起窒息。

如果宝宝出现以上其中任何一种或几种情况，妈妈都要引起重视，及时看医生，确定病因和治疗方法。如果咳嗽是由感冒或流感等病毒之外的病原体感染引起的，如细菌感染或哮喘，治疗咳嗽前治好原发病是最主要的。

四、什么是慢性咳嗽

有的宝宝咳嗽很长时间，妈妈很担心。其实，根据病程长短，宝宝咳嗽可分为急性咳嗽（2 周以内）、迁延性咳嗽（2～4 周）和慢性咳嗽（超过 4 周）。

宝宝慢性咳嗽有特定的定义，它是指：以咳嗽为主要或唯一的临床表现，咳嗽时间 > 4 周，X 光检查没有发现问题。过敏和鼻窦感染都可以引起慢性咳嗽。因为脓液有可能向下移动进入到咽喉部位，引起一种常在夜间发作的干燥、难以停止的咳嗽。不同年龄的儿童慢性咳嗽的常见病因有所不同，但慢性咳嗽通常需要去看医生查找原因。

五、咳嗽时还出现哪些症状

呼吸困难。有的宝宝会出现呼吸频率加快，特别是晚上，肋间肌、锁骨下窝和胸骨下窝向内凹陷等呼吸困难症状。只要出现及时去医院，使用药物治疗。

呕吐。有时候宝宝咳嗽过于严重，就会出现呕吐症状。呕吐物一般是胃内容物，也有可能有一些黏液。患有感冒和哮喘发作的宝宝更容易出现呕吐。

喘鸣。喘鸣是呼吸时伴有的一种高调鸣音，常发生于胸腔内呼吸道阻塞。

六、咳嗽如何护理

咳嗽是人体对刺激的一个保护性反射，所以治疗咳嗽不应该单纯止咳，应该消除引起咳嗽的原因。妈妈可以保持室内空气的流通，保持室内合适的温度和湿度，家人更不可在室内抽烟，以减少对呼吸道的刺激。宝宝多喝水，注意休息，咳嗽的症状会慢慢好起来。

如果是有痰的咳嗽，妈妈可以用空心掌拍背帮助痰液排出，一般拍肩胛骨区域。让宝宝趴着或侧躺着，手腕放松，用空心掌叩击背部。

感冒晚上睡觉时，鼻涕流到咽喉部，引起咳嗽加重，影响宝宝休息，可以将头部抬高 30°。

如果是干咳，其实大部分咳嗽没那么严重，可以选择在家观察护理，可以参考一下美国儿科学会的指导意见：

3 月～1 岁的宝宝：咳嗽时给宝宝喂 5～15ml 温水或苹果汁，每天 4 次。如果宝宝小于 3 个月，不要随意喂水和果汁，建议及时咨询儿科医生。

1 岁以上的宝宝：2～5ml 蜂蜜，没有效果或者家里没有蜂蜜的话可以试试玉米糖浆。

6 岁以上的宝宝：可以用止咳糖浆。没有的话可以用硬糖，注意避免呛到。

注意居室环境。咳嗽和室内空气有很大的关系。空气粉尘太多、太干燥，或者室内有尘螨都会使咳嗽加重。多开窗通风，可以选择用空气净化器改善居室环境，使用加湿器，保持室内合适的湿度，最好 50%。加湿器一定要及时彻底清洗，否则容易滋生细菌和真菌。尘螨存在于床单、被子、枕头、窗帘上。应该经常清洗家居用品，经常晾晒。把宝宝的毛绒玩具，最好收起来，减少室内尘螨滋生。

如果是过敏性咳嗽，及时清除过敏原，可以有效缓解咳嗽。

七、咳嗽如何治疗

咳嗽是机体的一种保护性反射，可帮助清除呼吸道内分泌物及异物，对身体是有帮助的。咳嗽的治疗取决于发病的原因。不管什么原因，首要办法是让宝宝多喝水。

常见的止咳药有右美沙芬、可待因等，只是一种对症治疗药物，治标不治本。抑制咳嗽的保护反射，使痰液不能顺利排出，痰液积聚在气管和支气管内，影响呼吸功能、甚至病情加重。另一方面，部分中枢性止咳药可能出现呼吸抑制等副作用，部分还具有成瘾性。所以 FDA 强烈建议不要给 4 岁以下的宝宝使用非处方的复方感冒药和止咳药，因为这些药物可能发生严重和潜在威胁生命的副作用。很多研究证明，这些药物对 6 岁以下的儿童根本没有效果，而且还可能存在严重的副作用。

如果是有痰的咳嗽，可以选择化痰的药物。小宝宝可以使用氨溴索糖浆，也可以选择乙酰半胱氨酸。当宝宝咳嗽的厉害影响睡眠的时候，可以选择雾化治疗。雾化的药物可以是生理盐水，也可以根据宝宝的症状选择不同的药物。比如化痰的药物氨溴索，扩张支气管的药物沙丁胺醇等，如果宝宝咳嗽比较重，也可以选择消炎药糖皮质激素。雾化吸入的药物都属于处方药，必须凭借医生的处方才能调配和购买。

有的妈妈反应，宝宝咳嗽时会把痰液咳出来，但是不会吐，又吞咽下去了，这样会不会导致咳嗽反复不好呢。其实小宝宝有痰不会吐出来很正常的，不过痰是在气管里生产的，吞下去到达胃里，不是一个地方，不会影响病情，也不会导致咳嗽时间延长。

咳嗽对于大部分宝宝来说，非常普遍，通常都是由上呼吸道感染，常常是由病毒引起的，比如感冒。抗生素对于病毒感染导致的咳嗽并没有用。有时候，宝宝在感冒后，会咳嗽好几周，我们称这种咳嗽为病毒感染后咳嗽。如果是咽喉或者胸内的细菌感染引起的咳嗽，医生会给宝宝使用抗生素进行治疗。

八、宝宝咳嗽一定不能用的药物

电视广告关于宝宝用的咳嗽药琳琅满目，广告语也让妈妈焦虑不已。其实这些药物如果宝宝使用，毒副作用强于药效，妈妈一定不要随便购买，给宝宝使用。

曾有报道男孩强仔从 12 岁开始滥用止咳水上瘾，8 年的时间，由于严重的钙流失，身高由 1.72 米萎缩到 1.60 米。广州的黄先生因为咳嗽太严重，到药店买强力枇杷露，为了快点好，他一次喝半瓶，一天喝 2 次，不料竟上瘾，两年喝了四五千瓶。

新闻中提到的止咳药水主要成分是可待因，强力枇杷露的主要成分是罂粟壳。可待因是在罂粟中提取出来的，如果滥用会导致成瘾、多汗、情绪激动、睡眠障碍以及新闻中提到的骨质疏松。

2017 年初，国家食品药品监督管理局（CFDA）就发文要求修改含有可待因的药品的说明书，需注明不得用于 12 岁以下儿童和孕产妇。早在 2015 年，CFDA 联合卫计委和公安部，将含有可待因的口服液体制剂列为第二类精神药品管理。

但在儿童使用止咳药时，仍有许多陷阱：例如仍有家长给孩子使用强力枇杷露、羚贝止咳糖浆等含有可待因、罂粟壳成分的止咳药。

很多妈妈觉得西药有副作用，不安全，宝宝生病的时候倾向于使用中药成分的制剂，觉得纯天然，无副作用。其实这是非常错误的。含有可待因的各种西药已经被严加管理。但是很多人不知道中成药的止咳药含有罂粟壳、阿片粉、樟脑酊，和可待因一样，也容易导致成瘾。

中成药并未像西药那样被严格管理，中成药的药品说明书一般也不会明确标记有效成分为可待因或吗啡。宝宝的肝脏和肾脏都还没发育完善，宝宝也不是成人的缩小版，给宝宝错误使用这些中成药物时可能带来潜在的危险。

妈妈一定要谨记，不要给宝宝使用含有罂粟壳、阿片粉、樟脑酊的中成药容易导致成瘾。

九、咳嗽小结

咳嗽是呼吸系统疾病的常见症状，咳嗽是人体对刺激的一个保护性反射，所以治疗咳嗽不应该单纯止咳，根本应该消除引起咳嗽的原因。当宝宝咳嗽的时候出现呼吸困难、发烧、喘鸣、皮肤青紫、影响宝宝睡觉和饮食的时候需要及时去医院检查。

咳嗽时让宝宝多喝水，保持室内在 50% 左右的湿度，1 岁以上的宝宝可以喝蜂蜜。不要给宝宝使用非处方的止咳药，可能会引起严重的副作用。有痰的咳嗽可以选择祛痰药，如氨溴索和乙酰半胱氨酸。

儿童用药注意事项

央视曾经播出一段儿童安全用药公益宣传片——"因药致聋女孩的无声诉说"，无数网友看哭。片中的主人公浠诺，原本是个爱笑的小姑娘，一听到音乐就手舞足蹈。然而，3 年前却因为一次发烧后用药不当，使她的听力越来越弱，后来，她再也听不到这个世界的声音……

《2016 年儿童用药安全调查报告白皮书》指出，因用药不当，我国每年约有 3 万名儿童陷入无声的世界，造成肝肾功能、神经系统损伤的难以计数。调查发现，我国儿童药物不良反应率为 12.5%，是成人的 2 倍，新生儿更是达到成人的 4 倍，儿童不合理用药、用药错误造成的药物性损害更严重。

孩子不是你的缩小版，儿童用药需谨慎。无数"浠诺"的故事告诉我们，在儿童用药问题上，多谨慎都不为过。

那么，宝宝用药的时候应注意哪些问题呢？

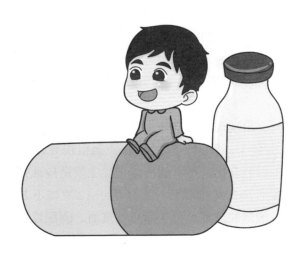

一、儿童用药物剂量要严格

2016 年 11 月 16 日，绵阳一幼儿园老师给一名不到 3 岁的孩子喂药时，错把剂量 3.5ml 喂成了 35ml，导致孩子药物中毒。

宝宝的各项器官还没有发育成熟，宝宝用药剂量一定要严格按照体重计算，切不能过量。服用药物的多少是儿童用药的关键，如果宝宝服药剂量有误，将会出现危险的后果。很多家长在给宝宝服药时，担心用量不够或太多，会根据自己和别人的经验，自行调整用量，其实，剂量不足影响药效，剂量太大会引起毒副作用。很多药品，宝宝使用药物的时候最好避免使用半包、半片、1/4 片这样的药物，无法控制剂量，很难做到精确用药。最好给宝宝用口服液制剂的药品，可以精准的抽取药品，严格控制剂量。

药品有不同的剂量单位，比如毫升、毫克等，不同厂家生产的药品规格也不一样。妈妈一定要看清说明书，看清规格和剂量，不要算错了。比如退热药布洛芬有混悬滴剂和混悬液两种剂型。混悬滴剂的浓度大于混悬液的药物浓度。同样是 1ml 但是有效药物剂量可能会相差 2～3 倍。如果妈妈搞错剂型，错把混悬滴剂当成混悬液会造成药物过量，引起宝宝中毒。

二、别给宝宝乱用药

很多妈妈都希望宝宝生病快点好，一生病不经医生诊断，就去药店买药给宝宝自行服用，这是不对的。

发烧：体温升高可以减少宝宝体内微生物的繁殖，也可以提高人体的免疫反应，有利于微生物的清除。一般情况下体温 38.5℃，可以使用物理降温。体温超过 38.5℃时使用药物降温。世界卫生组织推荐宝宝使用的退热药只有对乙酰氨基酚和布洛芬两种，其他药物都不适合宝宝使用。一定不要选择的退烧药是阿司匹林、尼美舒利、安乃近、赖氨匹林、中药以及抗生素及激素等。

阿司匹林退热时会出现瑞夷综合征，瑞夷综合征影响机体的所有器官，对肝脏和大脑的危害最大。如果不及时治疗，会很快导致肝肾衰竭、脑损伤，甚至死亡。尼美舒利会出现严重的肝损害，主要适应证是急性疼痛、疼痛性骨关节炎和原发性痛经等症状治疗，禁用于 12 岁以下儿童。安乃近现已被淘汰，会出现粒细胞缺乏症、再生障碍性贫血、剥脱性皮炎、过敏性休克等严重的不良反应。赖氨匹林主要成分包括阿司匹林，会出现瑞夷综合征。中药，成分复杂，有可能会出现肝、肾的损伤，不建议使用。抗生素，大部分发烧是由病毒引起的，没有明确的抗生素使用指征，不要乱用。会引起过敏和耐药性等。激素会干扰正常免疫，长期使用会造成免疫系统紊乱。

感冒：是由病毒感染引起的，属于自限性疾病，5~7天就会自愈。不要使用利巴韦林等抗病毒药物，风险大于效果。不要使用抗生素，容易引起肠道菌群紊乱和细菌耐药性。FDA建议4岁以下不要使用非处方的感冒药，会引起机体严重的不良反应。

咳嗽：咳嗽是机体的一种保护性反射，不要随便使用止咳药，抑制咳嗽的保护反射，使痰液不能顺利排出，痰液积聚在气管和支气管内，影响呼吸功能、甚至病情加重。部分中枢性止咳药可能出现呼吸抑制等副作用，部分还具有成瘾性。

三、没病不要乱吃药

很多妈妈在宝宝刚开始流鼻涕了，或者天降温的时候给宝宝冲板蓝根冲剂预防感冒。事实上，除了疫苗，世上没有任何药物能预防疾病。板蓝根也是药，是药三分毒，只要是药物就有可能给机体带来不良反应，所以不要给宝宝乱吃药。

四、不要随便联合用药

很多妈妈认为药吃得多病好得快，于是中药加西药，多种药一起用。曾经碰到过一个比较极端的例子，宝宝感冒发烧，家长让他同时吃了抗生素、化痰药、止咳糖浆、扑尔敏等5种药，结果吃到第5天，宝宝就出现了血尿。

药物种类尽量简单化。一是"能用一种药就不用两种"，以免药物作用叠加，出现不良反应的风险增高；二是单一成分的药物更安全，复方制剂要慎用。

药物进入体内都要经过肝脏代谢、肾脏排泄，儿童的肝肾功能还没发育成熟，因此要尽量避免同时使用多种药物，以免引起严重的不良反应，造成肝肾损伤。

例如，宝宝感冒发烧，使用对乙酰氨基酚退烧时，不要和其他含有对乙酰氨基酚成分的感冒药同时使用，有可能导致对乙酰氨基酚过量，造成肝损伤。

五、不要滥用抗生素

很多妈妈都认为宝宝生病是因为有炎症，需要使用消炎药，觉得消炎药就是抗生素。宝宝一生病就给宝宝使用抗生素。没有细菌感染的指征就给宝宝滥用抗生素容易导致细菌耐药性，当宝宝真正需要抗生素时，抗生素就会不再起作用。如果已经明确诊断是细菌感染并且医生开了抗生素，不应当抱有排斥心理盲目拒绝，而应该遵医嘱足量足疗程服用。

使用抗生素的时候一定要注意几个问题：

病情好转立刻停用抗生素。抗生素没有足够疗程也容易导致细菌耐药。

没有效果立即更换抗生素。药物治疗疾病需要一个过程，需要几天才会有效果，并不是服用抗生素就会立即起效，因此随便更换抗生素，容易增加不良反应。

六、谨慎选择给药方法和方式

许多父母带宝宝看病总是要求大夫给输液，希望宝宝能好得快一点。注射给药的确作用快，但一般多用于重症、急症或呕吐症状，以及不能口服或口服后药效降低的药物。

宝宝用药首选的给药方法是口服给药。原则上能口服就不要输液。输液属于有创操作，宝宝输液的难度也大，还有可能出现输液反应。宝宝咳嗽，可以选择雾化吸入的给药方法。

不要捏着鼻子掰着嘴强迫给宝宝喂药，这样在挣扎或哭闹时服药容易呛入宝宝的气管而发生危险。

怕药苦，怕宝宝不吃，把药溶于牛奶、糖水、粥汤中服用，这也是不可以的。牛奶、饮料、糖水等液体中含有多种物质，可能会与药物结合，影响药物的吸收，有的甚至会破坏药物的结构，从而影响药物治疗效果。比如蒙脱石散，不建议用粥水冲服。蒙脱石散是矿物质粉，能吸附病原体和毒素。如果和食物同时使用，就会吸附食物，影响药物疗效。治疗腹泻的另一种药物益生菌，不能用热水冲，会杀死里面的有益菌。